Georgeno G. L.
Packiaraj I.
Deepak John

Modelos estereolitográficos em cirurgia oral e maxilofacial

Georgeno G. L.
Packiaraj I.
Deepak John

Modelos estereolitográficos em cirurgia oral e maxilofacial

Um modelo inovador de impressão 3D

ScienciaScripts

Cover image: www.ingimage.com

This book is a translation from the original published under ISBN 978-620-8-41851-9.

Publisher:
Sciencia Scripts
is a trademark of
Dodo Books Indian Ocean Ltd. and OmniScriptum S.R.L publishing group

120 High Road, East Finchley, London, N2 9ED, United Kingdom
Str. Armeneasca 28/1, office 1, Chisinau MD-2012, Republic of Moldova, Europe
Managing Directors: Ieva Konstantinova, Victoria Ursu
info@omniscriptum.com

Printed at: see last page
ISBN: 978-620-8-57696-7

Índice

INTRODUÇÃO

A impressão tridimensional (3D), também conhecida como prototipagem rápida (RP), foi introduzida pela primeira vez na década de 1980. Durante as últimas três décadas, foram efectuadas enormes alterações e desenvolvimentos por cientistas que modificaram a sua tecnologia, materiais e precisão. No domínio da cirurgia craniofacial, os modelos cirúrgicos 3D têm sido utilizados como modelos para colher enxertos ósseos, adaptar implantes bioprotéticos, dobrar placas, guias de corte para osteotomias e talas orais intra-operatórias. Está provado que a utilização de modelos e guias 3D encurta o tempo operatório e reduz as complicações associadas. O objetivo final de qualquer procedimento cirúrgico é melhorar a forma e a função peri-operatórias e minimizar a morbilidade operatória e pós-operatória. Nos últimos anos, muitos avanços tecnológicos novos e empolgantes abriram uma nova era no domínio da cirurgia oral e maxilofacial, sendo a impressão 3D o mais inovador de entre eles.[1]

O termo prototipagem rápida (PR) designa um conjunto de tecnologias que permitem a realização de modelos físicos automáticos baseados em dados de projeto, tudo com o auxílio de um computador. Estas "impressoras tridimensionais" permitem aos designers gerar rapidamente protótipos definidos dos seus projectos, em vez de simples imagens bidimensionais. Estes protótipos de tais realizações constituem valiosos recursos visuais. A passagem da representação visual para a representação visual-tátil de objectos físicos introduziu um novo tipo de interação denominado "tocar para compreender". Nos primórdios da RP, as indústrias automóvel e aeroespacial dominavam a aplicação da RP. Mas já não é o caso, uma vez que a RP se estendeu a muitos outros sectores.

Revolucionou a engenharia e a ciência, integrando-se em muitos aspectos da vida moderna, desde o entretenimento à medicina. Tudo começou nos anos 70, quando se difundiu um novo método de informação médica baseado em raios X, ou seja, o exame tomográfico ou tomografia computorizada (TC). As tecnologias de RP são uma nova abordagem para o planeamento e simulação cirúrgicos. Reproduzem objectos anatómicos como modelos físicos tridimensionais, que dão ao cirurgião uma impressão realista de estruturas complexas antes de uma intervenção cirúrgica.

A necessidade de enfrentar a complexidade geométrica introduziu a RP no domínio dentário. Tem o potencial de se tornar a próxima geração de métodos de fabrico em medicina dentária. Para além da sua conhecida contribuição relacionada com o diagnóstico, educação e planeamento cirúrgico, esta tecnologia está a ser utilizada em vastas áreas da medicina dentária, incluindo a prótese dentária[2].

O aparecimento da tecnologia da PR na prótese dentária inovou os procedimentos clínicos e laboratoriais, eliminando ou abolindo algumas etapas intermédias e fazendo depender a qualidade dos resultados das competências do profissional. Este facto indica o potencial do novo método, que é capaz de substituir o procedimento tradicional de "moldagem e enceramento". Os métodos de RP são utilizados para reduzir substancialmente o tempo de desenvolvimento de padrões, moldes e protótipos. Existem muitas tecnologias de RP disponíveis[3].

No entanto, o campo da RP é ainda recente, havendo ainda muito a fazer para melhorar a velocidade, a precisão e a fiabilidade do sistema e alargar a gama de materiais para a construção de protótipos. Por isso, o médico deve estar atento a potenciais áreas de imprecisão nos modelos e rever a imagem de origem nos casos em que a integridade do modelo seja duvidosa. Outra área de melhoria será a eficiência de custos, uma vez que a maioria dos sistemas de RP são atualmente demasiado caros para serem acessíveis.

HISTÓRIA E BENEFÍCIOS

Em 1986, Charles Hull introduziu a primeira tecnologia de impressão tridimensional (3D), e a indústria desenvolveu muitas tecnologias de fabrico diferentes, que foram aplicadas em vários domínios. Em 1986, Hull patenteou a estereolitografia (SLA) e construiu e desenvolveu um sistema de impressão 3D. Em 1990, Scott Crump recebeu uma patente para a modelação por deposição fundida (FDM). Desde então, a impressão 3D tem vindo a progredir cada vez mais.

A impressão tridimensional, também conhecida por fabrico aditivo, é uma tecnologia de fabrico avançada. Baseia-se em modelos digitais de desenho assistido por computador (CAD), utilizando materiais normalizados para criar objectos 3D personalizados através de processos automatizados específicos. É utilizada para prototipagem rápida, que tem sido amplamente utilizada na indústria, no design, na engenharia e nos domínios do fabrico há quase 30 anos. Com o rápido desenvolvimento de novos materiais, tecnologias de impressão e máquinas, é provável que a impressão 3D altere completamente os modelos tradicionais de ensino e experimentação.[4]

No domínio da medicina, como a traumatologia, a cardiologia, a neurocirurgia, a cirurgia plástica e a cirurgia craniomaxilofacial, a impressão 3D é frequentemente utilizada para a imagiologia digital no planeamento cirúrgico, para a personalização de dispositivos cirúrgicos e para a comunicação médico-paciente. No domínio da medicina dentária, as suas aplicações vão desde a prótese dentária, cirurgia oral e maxilofacial e implantologia oral até à ortodontia, endodontia, medicina oral, radiologia e periodontologia.

Em comparação com a tecnologia tradicional de perda de cera e os métodos de controlo numérico computorizado de subtração, a impressão 3D tem vantagens na engenharia de processos. Devido à sua rápida produção, alta precisão e personalização, é mais fácil obter próteses completas e dentes implantados. Além disso, as aplicações da impressão 3D na medicina dentária podem ajudar a fornecer aos pacientes serviços mais personalizados e de menor custo e simplificar o complexo fluxo de trabalho relacionado com a produção de aparelhos dentários. Por exemplo, antes da popularização das tecnologias de impressão 3D, a restauração era geralmente fabricada por fresagem. Atualmente, as restaurações impressas em 3D têm mostrado várias vantagens. Alguns estudos demonstraram que os valores do bordo e da fenda interna das restaurações impressas em 3D são significativamente mais baixos do que os das restaurações fresadas. Por exemplo, as coroas dentárias são geralmente fabricadas a partir de modelos de gesso tradicionais e, atualmente, as coroas dentárias fabricadas a partir de modelos de impressão 3D são populares. No entanto, um estudo recente demonstrou que o ajuste das coroas fabricadas com impressão 3D é inferior ao do modelo de gesso, o que sugere que as tecnologias de impressão 3D são tecnologias novas com falta de investigação; por conseguinte, o processamento de materiais de impressão 3D ainda é controverso.[5]

As tecnologias de impressão 3D podem aceitar rapidamente dados CAD. Além disso, pode fabricar rapidamente peças individuais e de pequenos lotes, novas amostras, produtos de formas complexas, moldes e modelos. Apresenta muitas vantagens, como a elevada utilização de materiais, os elevados benefícios económicos e a produção de produtos de determinada escala a pedido. No entanto, tem ainda várias desvantagens, como o elevado custo do processamento e do material e o pós-processamento moroso. Ainda assim, em geral, a impressão 3D tem sido aplicada com sucesso no domínio da medicina.

A impressão tridimensional tem sido utilizada em diversos aspectos do fabrico para produzir diferentes objectos, desde armas, barcos e alimentos a modelos de bebés por nascer. Dos mais de 1450 artigos relacionados com a impressão 3D listados na PubMed, quase um terço foi publicado nos últimos 2 anos.[6]

A impressão 3D é um processo de fabrico em que os objectos são fabricados num método de camadas durante a fusão ou deposição de diferentes materiais, como plástico, metal, cerâmica, pós, líquidos ou mesmo células vivas, para construir uma estrutura 3D. É um processo de geração de modelos físicos a partir de esquemas digitais. Esta tecnologia demonstra uma técnica em que um produto concebido através de um esquema assistido por computador é fabricado num sistema camada a camada. Este processo é também conhecido como RP, tecnologia de forma livre sólida (SFF) ou fabrico aditivo (AM).

As técnicas de impressão 3D não são novas e existem desde há 30 anos. Esta tecnologia foi introduzida e inventada pela primeira vez por Charles Hull em 1986 e, inicialmente, foi utilizada na indústria automóvel e de engenharia para o fabrico de estruturas de poliuretano para diferentes modelos, peças e instrumentos. Originalmente, Hull utilizou a expressão "Stereolithography" (estereolitografia) na sua patente americana 4,575,330, denominada "Apparatus for Production of Three - Dimensional Objects by Stereolithography" (aparelho para produção de objectos tridimensionais por estereolitografia), publicada em 1986. A técnica de estereolitografia (SL) incluía a junção de camadas umas sobre as outras, através da cura de fotopolímeros com lasers UV.

Desde então, os modelos 3D têm sido utilizados para uma diversidade de objectivos diferentes. Desde 1986, este processo começou a acelerar e a ser reconhecido a nível mundial, tendo influenciado diferentes áreas, como a medicina. A ágora em desenvolvimento das impressoras 3D de secretária incentiva experiências de grande alcance em todos os domínios. Geralmente, as indicações médicas destas impressoras são o planeamento de tratamentos, o fabrico de próteses e implantes, a formação médica e outras utilizações. Tendo sido utilizada nas forças armadas, na indústria alimentar e nas artes, a RP tem recebido muita atenção no domínio da cirurgia nos últimos 10 anos. O uso pioneiro da SL em cirurgia oral e maxilofacial foi feito por Brix e Lambrecht em 1985. Mais tarde, esta técnica foi utilizada por eles para o planeamento do tratamento em cirurgia craniofacial . Em 1990, a SL foi usada por Mankovich et al. para tratar pacientes com deformidades craniofaciais. Utilizaram-na para simular a anatomia óssea do crânio através de tomografia computorizada (TC) com componentes internos completos.[7]

Ao ajudar em reconstruções craniofaciais complexas, a impressão 3D ganhou recentemente reputação nos domínios da medicina e da cirurgia. Atualmente, a cirurgia maxilofacial pode beneficiar do fabrico aditivo em vários aspectos e em diferentes casos clínicos. Esta técnica pode ajudar a dobrar placas, fabricar modelos para enxertos ósseos, adaptar implantes, guias de osteotomia e talas oclusais intra-operatórias. A RP pode encurtar a duração da cirurgia e simplificar as decisões pré e intra-operatórias. Aumentou a eficácia e a precisão das cirurgias nos seguintes domínios:[8]

Diagnóstico e planeamento do tratamento

Visualização direta de estruturas anatómicas

Guias/modelos cirúrgicos

Prática cirúrgica/ensaio

Conceção das incisões

Ressecções cirúrgicas

Avaliação de defeitos ósseos para enxertos

Adaptação/pré-flexão das placas de reconstrução

Fabrico de próteses personalizadas

Próteses da ATM, dispositivos de distração, dispositivos de fixação

Diminuição do tempo cirúrgico, do tempo de anestesia e da duração da exposição da ferida

Resultados mais previsíveis

Melhoria da comunicação entre colegas

Ferramenta educativa para os doentes

Princípio básico

A ideia-chave desta nova tecnologia de RP baseia-se na decomposição de modelos de computador tridimensionais em secções transversais finas de camadas, seguida da formação física de camadas e do empilhamento camada a camada. A geração de objectos tridimensionais desta forma é uma ideia quase tão antiga como a civilização humana. Os desenvolvimentos efectuados desde as pirâmides egípcias foram provavelmente desenvolvidos em bloco, camada a camada.[9]

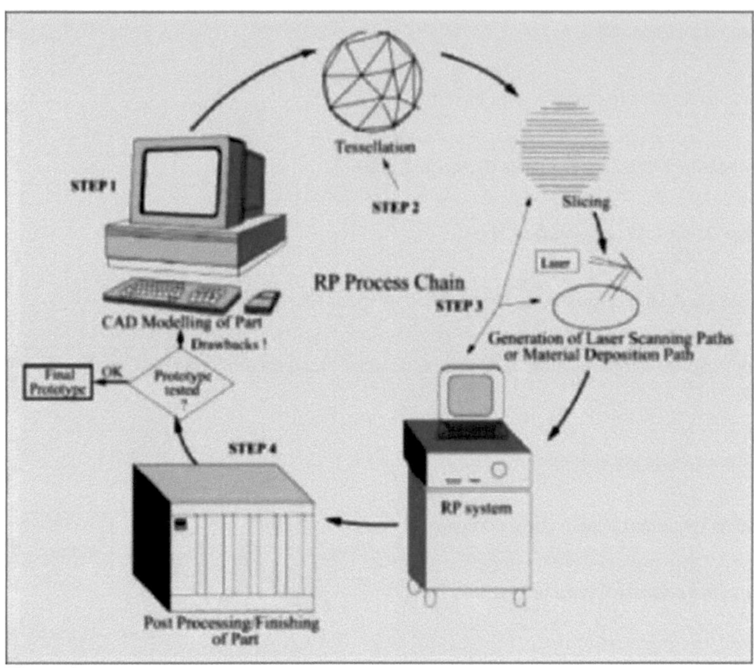

Figura 1

Após o princípio básico

TÉCNICAS DE IMPRESSÃO TRIDIMENSIONAL

Fusão em leito de pó (PBF)

Qualquer material em pó, que possa ser sinterizado ou fundido por radiação laser e solidificado por arrefecimento, pode ser adequado para as tecnologias de sinterização ou fusão a laser. De acordo com as fontes de energia e os materiais em pó, a PBF divide-se nas seguintes tecnologias de impressão: fusão selectiva por laser (SLM), sinterização selectiva por laser (SLS), fusão por feixe de electrões (EBM) e sinterização direta por laser de metal (DMLS). Todas estas tecnologias utilizam o calor para fundir materiais em pó. Em medicina dentária, a PBF é utilizada para fabricar todos os tipos de produtos metálicos, incluindo implantes dentários de titânio (Ti) AM, implantes de Ti subperiosteais personalizados, malha de Ti personalizada para técnicas de enxerto ósseo, estruturas de cobalto-crómio (Co-Cr) para procedimentos de moldagem de implantes e estruturas de Co-Cr e Ti para próteses suportadas por implantes dentários. Além disso, o PBF mostra um potencial considerável para o fabrico de restaurações cerâmicas, que podem ser utilizadas para fabricar coroas de estrutura, pilares de fundição de modelos e modelos.[10]

As definições dos termos "sinterização a laser" e "fusão selectiva a laser" são inconsistentes. As temperaturas ambiente de funcionamento da SLS e da DMLS não atingem os pontos de fusão dos materiais. O pó metálico é parcialmente fundido, o que resulta numa grande porosidade e numa superfície rugosa. No entanto, no processo SLM, o pó derrete diretamente no ponto de fusão. Outra técnica, a EBM, difere da SLM ao utilizar um feixe de electrões para fundir o material. Ambas as tecnologias fundem completamente o pó metálico numa câmara de construção inerte que contém gás árgon purificado. A PBF utiliza o rolo para aplicar o substrato em pó do reservatório na plataforma de construção. Em seguida, um feixe de laser ou de electrões funde seletivamente as partículas de pó de acordo com a configuração da secção transversal do ficheiro CAD que está a ser produzido. As formas da plataforma construída descem em ordens de grandeza na espessura das camadas impressas e, em seguida, o processo é realizado em ciclos até que o objeto tenha sido finalmente construído.

O Ti e as suas ligas são particularmente adequados para as tecnologias de impressão 3D, nomeadamente SLS. Estudos demonstraram que as estruturas de Ti fabricadas utilizando tecnologias de impressão 3D têm uma grande resistência ao escoamento, resistência à tração final e excelente ductilidade. A cerâmica também pode ser utilizada em SLS; no entanto, o fabrico de cerâmica para aplicações dentárias utiliza uma medida técnica indireta que se baseia na ligação de polímeros para fundir partículas de cerâmica. As peças moldadas produzidas são totalmente limpas e sinterizadas. A SLM não requer qualquer processo de debinding, uma vez que não envolve ligantes para produzir fragmentos verdes intermédios. O tempo de fabrico baseado em PBF é também mais curto do que o de outras tecnologias de impressão 3D. No entanto, taxas de aquecimento e arrefecimento mais elevadas podem levar a choques térmicos e rupturas. Isto pode ser evitado através do pré-aquecimento do pó. Os produtos baseados em SLS podem ser fracos e porosos e requerem um pós-processamento complexo. Uma variação baseada nesta técnica é conhecida como DMLS, cujos produtos são bastante densos. Ciocca et al. apresentaram uma abordagem multidisciplinar inovadora para a restauração de arcadas dentárias maxilares atrofiadas, utilizando a malha de Ti personalizada da DMLS para guiar a regeneração óssea.[11]

Cura por luz

A tecnologia de fotopolimerização é um termo geral para um tipo de tecnologias de impressão 3D que utilizam materiais de resina fotossensíveis que são curados e moldados sob irradiação de luz. É constituída por três tecnologias principais: SLA, processamento digital de luz (DLP) e fotojacto (PJ). O processo de impressão nas tecnologias SLA e DLP pode ser dividido em três procedimentos distintos: exposição à luz, movimento da plataforma de construção e recarga da resina.[12]

A SLA é uma das primeiras tecnologias práticas de impressão 3D, e o seu dispositivo consiste num reservatório para o fornecedor de material de resina líquida fotossensível, uma plataforma de construção de modelos e um laser ultravioleta (UV) para curar a resina. No processo de construção, a plataforma de construção é submersa numa resina líquida e a resina é polimerizada utilizando um laser UV. De seguida, a plataforma de construção move-se uma distância equivalente à espessura de uma camada e a resina não curada cobre a camada anterior. Existem duas formas de mover a plataforma na tecnologia SLA. A primeira é o movimento da plataforma de cima para baixo. Uma camada de resina cobre a plataforma de construção que está embebida no reservatório de resina. Depois de digitalizar a primeira camada com o laser, a plataforma de construção desloca-se para baixo e uma nova camada de resina é adicionada por uma roda junto à mesma. O ciclo de construção é repetido até que o objeto seja criado. Em contraste, na abordagem plataforma-fundo-acima, a plataforma está submersa no fundo do reservatório de resina e o espaço entre a plataforma e o fundo pode espalhar apenas uma única camada de resina. O laser é colocado no fundo do reservatório e a camada de resina é digitalizada. Após a cura, a plataforma aumenta a distância de uma camada, e o material de resina pode preencher completamente o espaço entre a plataforma e o fundo devido à gravidade. A abordagem plataforma-fundo-acima tem várias vantagens sobre a abordagem plataformacima-baixo. Em primeiro lugar, na segunda abordagem, a resina está em contacto direto com o oxigénio à medida que sofre polimerização, ao passo que a fotopolimerização ocorre na parte inferior para evitar a interferência do oxigénio na abordagem plataforma-bottom-up. Em segundo lugar, o laser está localizado na parte inferior, o que reduz a possibilidade de ferimentos nos operadores. Em terceiro lugar, a resina pode ser recarregada automaticamente devido à gravidade. Por conseguinte, a maioria das impressoras SLA utiliza atualmente esta tecnologia.[13]

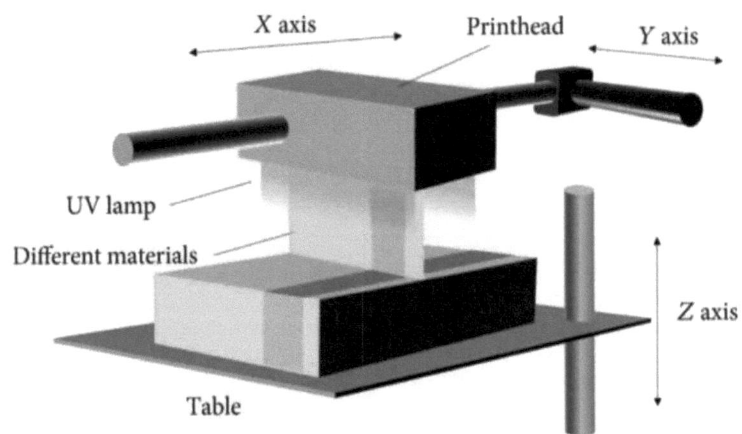

(c)

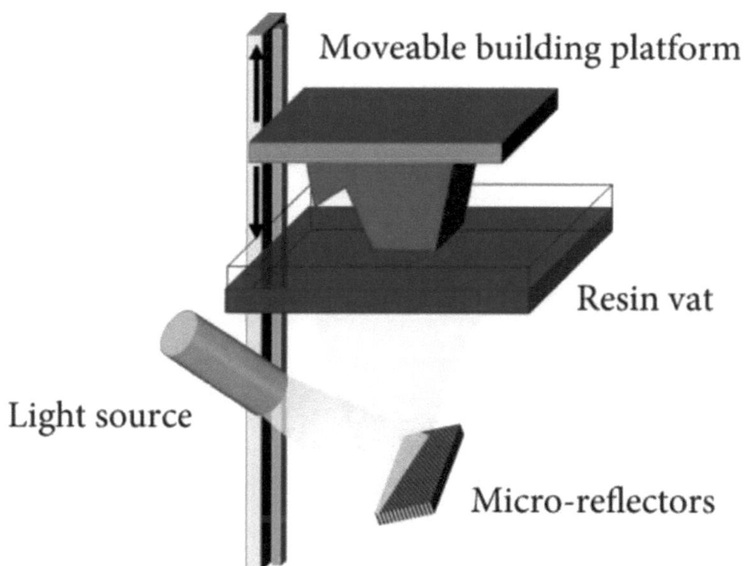
Moveable building platform
Resin vat
Light source
Micro-reflectors

(a)

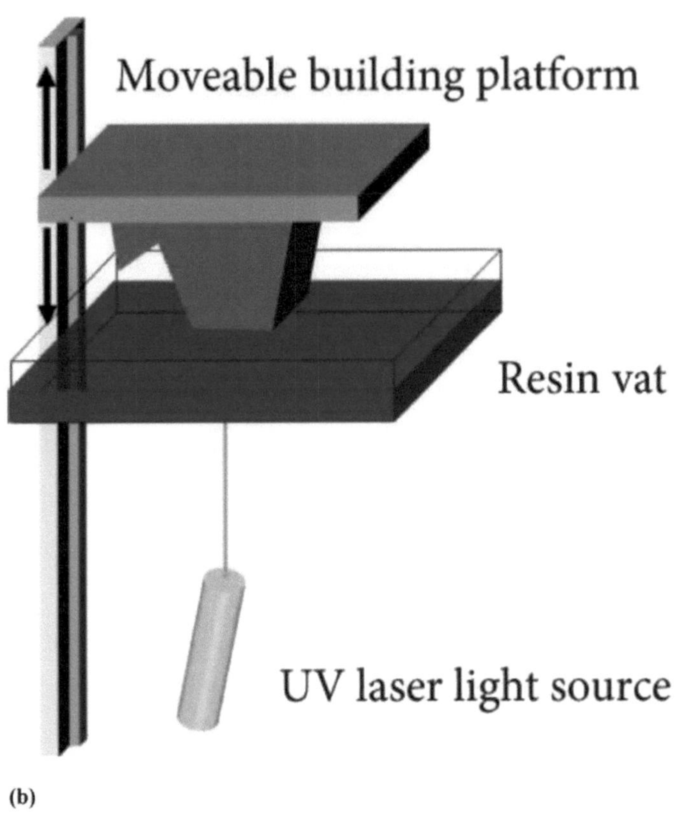
Moveable building platform
Resin vat
UV laser light source

(b)

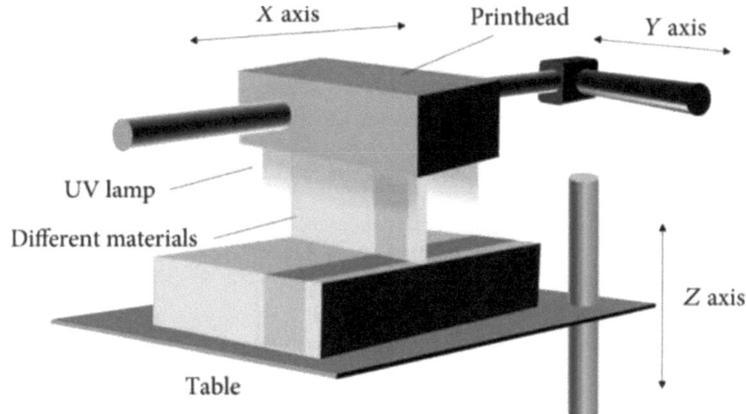

(c)

Figura 2

Diagrama esquemático das tecnologias tridimensionais (3D). (a) Processamento digital da luz. (b) Estereolitografia. (c) Modelação por deposição fundida.

No caso da cerâmica, a SLA incorpora partículas de cerâmica numa resina de cura que cura seletivamente uma pasta cerâmica. Uma vez que a viscosidade da pasta afecta as propriedades mecânicas da estrutura, é necessário equilibrar a relação entre o teor de pó cerâmico e a resina. As cerâmicas com diferentes composições químicas, como a alumina e a zircónia, têm boa resistência mecânica e são adequadas para coroas de cerâmica policristalina. Por isso, este tipo de cerâmica é o foco da investigação e desenvolvimento da SLA.[14]

O microssistema de tecnologia DLP consiste numa disposição retangular de espelhos, designada por dispositivo microrreflector digital. Cada espelho representa um pixel, e a resolução da imagem projectada depende do número de espelhos. Os ângulos dos microrreflectores são ajustados individualmente. A luz emitida pela fonte de luz é refractada pelo microespelho e depois projectada na superfície a ser impressa como um pixel. Em comparação com a digitalização sequencial da camada utilizando um laser na tecnologia SLA, a vantagem da DLP é que toda a camada pode ser construída através de uma única irradiação laser. Uma vez que cada camada é construída independentemente da forma da respectiva camada ou do número de pixéis, o tempo de construção pode ser reduzido.[15]

Ao contrário dos dois padrões anteriores de polimerização de monómeros e oligómeros líquidos em locais específicos, o princípio da PJ é um jato de tinta fotopolimerizável. Durante o processo de impressão, a cabeça de impressão move-se ao longo do eixo X e o fotopolímero é pulverizado sobre a mesa, enquanto uma lâmpada ultravioleta emite luz ao longo da direção de movimento da cabeça de impressão para curar o fotopolímero na superfície do edifício e completar uma camada de impressão. A mesa desce então uma camada ao longo do eixo Z e o dispositivo repete o ciclo de construção até o objeto estar impresso (Figura 1(c)). A caraterística distintiva desta tecnologia é a diversidade de materiais, [i]desde os termoplásticos às resinas e cerâmicas, até à pasta de zircónio. Todos os materiais enumerados podem ser impressos e fundidos, o que constitui uma vantagem única em relação a outras tecnologias. Além disso, a impressão 3D a jato de tinta permite a mistura de materiais através da impressão de diferentes materiais na mesma posição, o que permite formar objectos com uma variedade de propriedades. A qualidade da superfície e a resolução da impressão dos objectos fabricados pela tecnologia de injeção de fotopolímeros são particularmente elevadas e não requerem uma pequena espessura de camada para o polimento da superfície.[16]

Modelação por deposição fundida

A FDM é uma das tecnologias de impressão 3D mais populares e baratas na medicina dentária. O material termoplástico filamentoso é aquecido e fundido pelo bocal. Sob o controlo do computador, o bocal e a mesa de trabalho movem-se nas direcções dos eixos -X e -Y, respetivamente, e o material no estado fundido é extrudido e finalmente solidificado através da acumulação de materiais camada por camada para formar o produto.[17]

O ácido poliláctico (PLA), o policarbonato e a poliamida, os copolímeros de acrilonitrilo-butadieno-estireno são alguns dos termoplásticos de engenharia normalmente utilizados em aplicações FDM. O PLA é mais amigo do ambiente e adequado para a cavidade oral. Yefang et al. mencionaram que as estruturas de fosfato tricálcico tensionado com ácido policárpico de qualidade médica construídas com FDM são biocompatíveis e têm uma elevada resistência mecânica, podendo ser utilizadas como estruturas de tecido em medicina dentária. Além disso, Chen et al. demonstraram que as pastilhas personalizadas produzidas pela tecnologia FDM podem adaptar-se a modelos de gesso

FACTORES QUE AFECTAM OS PRODUTOS DE IMPRESSÃO 3D

Vários factores, como os parâmetros do processo de impressão, a composição do material e o pós-processamento, afectam os produtos impressos, que se manifestam principalmente na precisão, no tempo de processamento e nas propriedades do material, como a tensão de rutura, o módulo de elasticidade, a tensão de cedência, a resistência ao impacto e a tensão residual induzida.

Parâmetros do processo

Os parâmetros do processo, incluindo a orientação da construção, a espessura da camada e a pós-cura, afectam os resultados da impressão.

Orientação para a construção

A definição da orientação da construção afecta as propriedades do material, a precisão do produto e a biocompatibilidade.[18]

No caso da SLA, Quintana et al. exploraram os impactos de diferentes orientações de construção na tensão final de tração, bem como o módulo de elasticidade na tensão de amostras fabricadas com SLA. Construíram amostras com diferentes eixos (paralelos aos eixos - X ou -Y, ou num ângulo de 45° em relação aos eixos duplos); disposições (as amostras eram planas ou construídas com arestas); e localizações (distâncias diferenciais do centro da plataforma). Os resultados demonstram que a tensão de tração final e o módulo de elasticidade não são significativamente afectados pelo eixo e pela posição, mas as definições da disposição têm um efeito notável em ambas as propriedades. As amostras construídas na extremidade apresentaram um melhor desempenho (3,53% vs. 4,59%) em comparação com o outro método de colocação. Outro estudo concluiu que a direção da camada impressa perpendicular à direção da carga era melhor do que a direção paralela em termos de resistência à compressão do material, uma opinião também apoiada por Chockalingam et al.

Relativamente à precisão, Alharbi et al. utilizaram a tecnologia SLA para fabricar coroas com vários ângulos construtivos, e os resultados mostraram que um ângulo de 120° proporcionava uma maior precisão dimensional e superfícies de suporte mínimas para as coroas. No entanto, Osman et al. descobriram que, quando as restaurações dentárias de cobertura total foram fabricadas com DLP, o mapa de cores e a estimativa da raiz quadrada média mostraram o padrão de desvio mais favorável e a maior precisão dimensional num ângulo tectónico de 135°. Da mesma forma, Park et al. utilizaram a tecnologia DLP para imprimir próteses de três unidades utilizando dois implantes em diferentes direcções de construção (Figura 3) e observaram que quando o ângulo de construção foi definido para 45° ou 60° (correspondendo aos 135° e 120° acima mencionados), o espaço interno era menor e o ajuste era superior.[19]

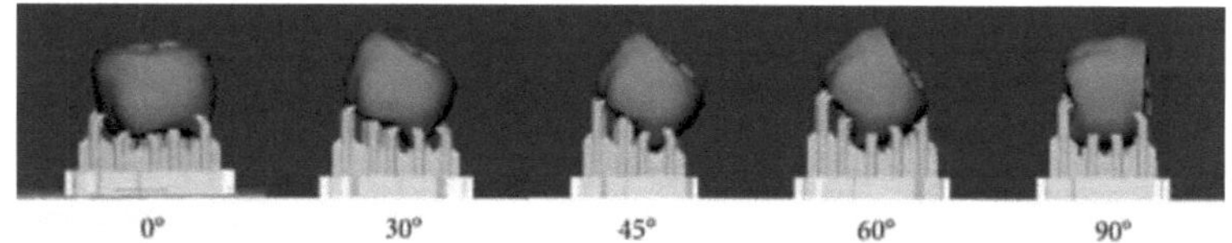

Figura 3

As coroas são feitas com processamento de luz digital na definição de cinco ângulos de construção diferentes para investigar o efeito do ângulo de construção na precisão dos produtos.

No caso do FDM, além disso, todos os planos das amostras impressas com a tecnologia

SLM cumprem os requisitos de biocompatibilidade e os parâmetros de amplitude da rugosidade (Ra) da impressão horizontal e diagonal são relativamente elevados, o que pode aumentar a atividade dos fibroblastos de superfície. Além disso, no caso da tecnologia FLM, a impressão horizontal permite fabricar amostras com maior dureza.

Espessura da camada

A espessura de camada mais adequada pode ser diferente para cada tecnologia de impressão.

Relativamente à SLA, no que diz respeito à influência da definição da espessura da camada nas amostras, Cheng et al. mencionaram que quanto menor for o número de fatias (quanto mais espessa for a camada), mais curto será o tempo de construção; no entanto, entretanto, menor será a precisão. Foi referido que, ao utilizar a tecnologia SLA para imprimir amostras com uma diminuição da espessura da camada, a resistência da amostra aumenta. Outro estudo realizado por Chockalingam et al. indicou que, nas configurações de 60 minutos de tempo de pós-cura e construção vertical, a espessura óptima da camada era de *100μm*. Loflin et al. utilizaram o sistema de classificação Cast-Radiograph Evaluation, um método objetivo para a avaliação dos resultados do tratamento de casos apresentados para exame clínico, para avaliar amostras ortodônticas finais com diferentes configurações de espessura de camada; os resultados demonstraram que uma espessura de camada de 100 μm era a melhor escolha. Para a impressão FLM, a pesquisa de Prechtel et al. indicou que uma espessura de *200μm* foi a melhor escolha ao considerar a qualidade e o tempo de produção.[20]

Rácio de enchimento

A taxa de enchimento é a fração de volume sólido da peça impressa. A impressora fornece o rácio de enchimento ideal, ajustando o espaço de ar entre as linhas impressas. Em comparação com SLS e SLM, a construção de parâmetros de taxa de enchimento é crítica para a tecnologia FDM. Zaman et al. verificaram que, no caso do FDM, a percentagem de enchimento é o fator-chave que afecta a resistência à compressão. Ali et al. estudaram a influência de cinco taxas de enchimento diferentes, na gama de 20%-100%, nas propriedades mecânicas dos produtos impressos por FDM. Os estudos mostraram que, com o aumento da taxa de enchimento, a resistência aumenta. Quando a taxa de enchimento é baixa, é possível obter um valor de resistência mais elevado através de uma conceção e construção cuidadosas da estrutura. Atualmente, existem muitas máquinas FDM disponíveis no mercado, cada uma com as suas definições de parâmetros de processo, o que afectará as caraterísticas de qualidade relevantes das peças produzidas. Com base na literatura existente, a otimização dos parâmetros do processo de FDM é uma das tarefas de conceção mais importantes para obter uma elevada qualidade e um melhor desempenho.[21]

Outros parâmetros

O fenómeno de esferificação gerado pela fragmentação da linha refundida é um dos principais inconvenientes da tecnologia SLM. Por conseguinte, os parâmetros influenciam grandemente a qualidade do produto. Com uma velocidade de varrimento de 128,6 mm/s e uma potência de impulso de 200 W do laser, são produzidas esferas com o perfil ideal e, quando o espaçamento entre linhas de varrimento é de 100 μm, a superfície do corpo de Co-Cr 3D é a mais lisa. Simultaneamente, a investigação de Prechtel et al. mostrou que a FLM apresentava uma elevada dureza e módulo de indentação a uma velocidade de impressão de 1200 mm/min

Composição do material

Os materiais são fundamentais para o desempenho do processo de impressão 3D e dos produtos produzidos. Muitos investigadores estudaram o efeito de vários componentes aditivos na conversão e nas propriedades dos materiais, com o objetivo de melhorar os materiais impressos.[22]

Vitale et al. verificaram que a adição do corante afectava a cinética da reação em resinas acrílicas; ou seja, com o aumento da concentração do corante, a reação de conversão abranda e, inversamente, a 4,4-bis (N,N-dietilamino) benzofenona podia ser adicionada à resina como coiniciador, o que resulta numa taxa de conversão muito mais elevada em cada momento do que anteriormente. Wang et al. descobriram que as nanofibras de sepiolite modificadas à superfície, o óxido de grafeno e as nanopartículas de TiO2 e SiO2 podem ser utilizadas como cargas complementares em resinas à base de epóxi para melhorar a mecânica das resinas, em particular as nanofibras de espuma do mar, que podem aumentar a resistência à tração das resinas em 41,4% e levar a um aumento da dureza dos nanocompósitos para 112 taxa de libertação de calor, o que é adequado para fabricar modelos orais de alta precisão.[23]

Vários estudos tiveram como objetivo melhorar o desempenho dos materiais dos andaimes. Zhao et al. descobriram que os andaimes cerâmicos de fosfato de cálcio bifásico apresentavam melhores valores de resistência à compressão, módulo de elasticidade, eficiência de sementeira, proliferação celular e capacidade de diferenciação do que os andaimes de fosfato */tricálcico* puro (*/-TCP*) e de hidroxiapatite (HA). Um aumento do rácio de peso de HA (wt%) reduziu a degradação do andaime e foi ótimo para a proliferação celular a 40%, enquanto a 60%, o andaime exibiu uma diferenciação osteogénica óptima. Fielding et al. e Ke et al. adicionaram dopantes de sílica (SiO2) e óxido de zinco (ZnO) a estruturas de TCP e produziram estruturas com maior densidade, resistência à compressão 2,5 vezes superior e melhor proliferação celular em comparação com estruturas puras. Prechtel et al. referiram que a poliariletercetona preenchida com TiO2 apresentava parâmetros Martens mais elevados, ou seja, exibia maior dureza. Cheah melhorou a resistência mecânica dos protótipos adicionando 20% da concentração de fibras de vidro curtas ao material polimérico, o que também foi apoiado pelo estudo de Karalekas e Antoniou. Jang et al. demonstraram que um aumento na fração de volume de zircónia reduziu a profundidade de cura e a resistência à flexão de 94 MPa a 48 vol% para 674 MPa a 58 vol% (Figura 3). O estudo de Ottemer e Colton demonstrou que as resinas epoxídicas com enchimento de alumínio quase não reduziram as propriedades mecânicas e a temperatura de transição vítrea em ambientes húmidos, em comparação com as resinas convencionais, devido à reduzida absorção de humidade influência do envelhecimento nos materiais de moldagem rápida à base de epóxi.[24]

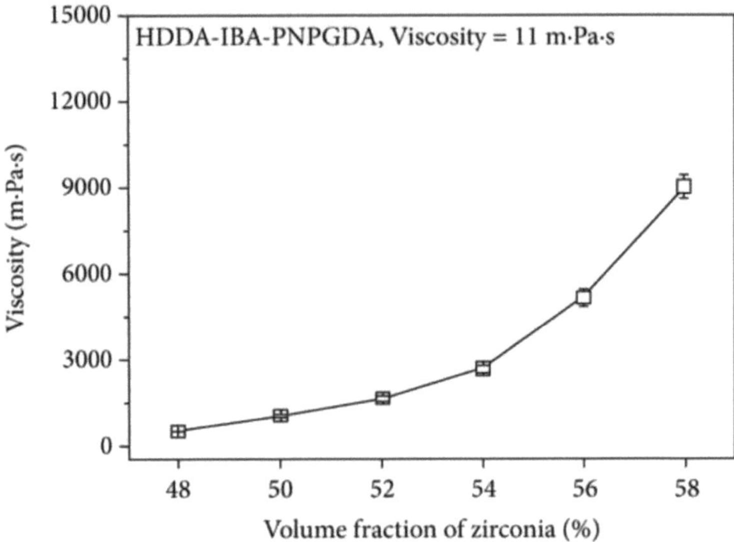

Figura 4

Esta figura mostra a viscosidade da suspensão de zircónia de acordo com a fração de volume, o que revela um padrão que com o aumento da fração de volume de zircónia, a viscosidade também aumenta. A viscosidade mais elevada de mPa é medida na fração volumétrica mais elevada de 58 vol%.

Pós-processamento

Um pós-processamento adequado pode melhorar o desempenho das amostras impressas com um custo mais elevado e um maior consumo de tempo.

O encolhimento e a deformação dos materiais de resina limitaram o desenvolvimento da SLA; no entanto, o processo de pós-cura evita esta desvantagem.

Após a cura indica que o objeto de resina curada é exposto à temperatura de cura ou superior durante um longo período de tempo, a pós-cura por UV e micro-ondas pode melhorar o módulo de elasticidade e a resistência final das amostras. Simultaneamente, o aumento da potência do laser também pode aumentar a resistência da amostra. Jindal et al. utilizaram uma fonte de luz de 405 nm (13 díodos emissores de luz polidireccionais) para pós-cura de alinhadores dentários transparentes impressos e verificaram que o tempo de cura de 15-20 min a 40-80°C melhorou significativamente a capacidade da resina para resistir a cargas de pressão[25].

Para a FDM, Wang et al. mostraram que o polimento a laser resultou numa maior resistência à corrosão das amostras, aproximadamente 30% superior à das amostras tratadas termicamente. Gagg et al. estudaram a influência da temperatura final de sinterização na morfologia e nas propriedades mecânicas de amostras impressas em 3D, utilizando tecnologias de impressão 3D e sinterização para fabricar amostras porosas de Ti a diferentes temperaturas, e descobriram que a taxa de contração era de aproximadamente 20% nas temperaturas finais de sinterização inferiores a 1100°C; no entanto, aumentou drasticamente para 20% a 1300°C, e a dureza da amostra e a resistência ao escoamento aumentaram com o aumento da temperatura final de sinterização, enquanto o módulo de elasticidade permaneceu estável (Figura 5)[26].

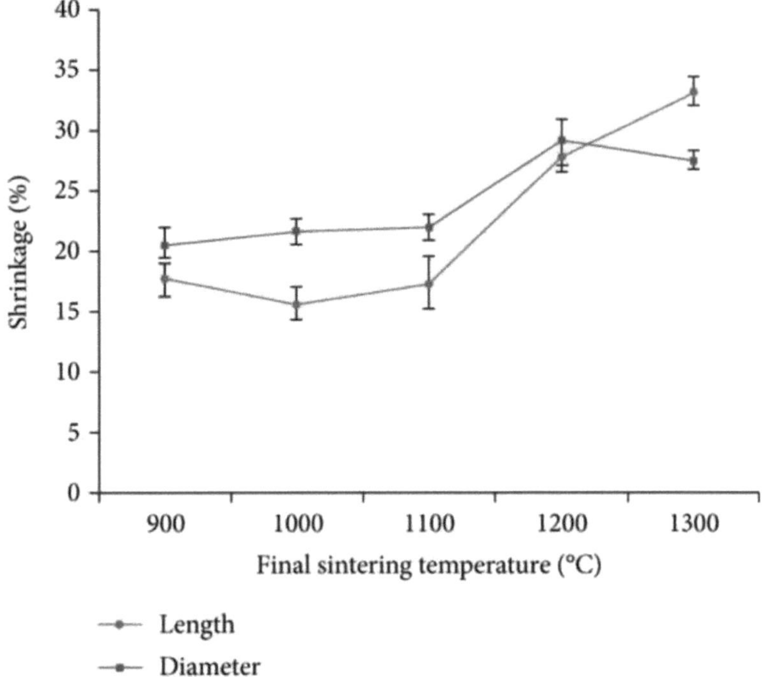

Figura 5

Influência da temperatura final de sinterização na contração de amostras de titânio impressas em três dimensões (3D). A contração do comprimento diminui de 900°C para 1000°C e aumenta de 1000°C para 1300°C, enquanto a contração do diâmetro aumenta de 900°C para 1200°C e diminui de 1200°C para 1300°C, e o intervalo de alterações não é igual[27].

Envelhecimento

O envelhecimento refere-se ao processo de uma série de alterações na composição química e na estrutura dos materiais poliméricos devido a factores ambientais. Estas alterações podem causar uma transformação nas propriedades do material.

Para a SLA, o estudo de Ottemer e Colton sobre o efeito do envelhecimento em resinas fotopolimerizáveis mostrou que as propriedades mecânicas da resina e a temperatura de transição vítrea diminuíam num ambiente húmido, enquanto o tempo de envelhecimento não tinha um efeito significativo nestas propriedades. Outro estudo mostrou que o módulo de elasticidade, a tensão de tração final, o módulo de flexão e a resistência aumentaram com o prolongamento do tempo de envelhecimento; no entanto, a resistência ao impacto e o alongamento na rutura diminuíram. Uma experiência semelhante investigou as alterações dimensionais de resinas fotopolimerizáveis a diferentes temperaturas e níveis de humidade e mostrou que as ligeiras alterações no tamanho da amostra eram insignificantes quando a humidade relativa variava entre 20% e 90%, enquanto o aumento da temperatura ambiente aumentava a capacidade de absorção de humidade da resina, resultando num aumento significativo do tamanho da amostra[28].

Prechtel et al. submeteram amostras impressas por FLM a ciclos térmicos entre 5 e 55°C e envelhecimento hidrotérmico durante 2 h para simular as condições in vivo durante 15-29 anos e verificaram uma diminuição dos parâmetros Martens, ou seja, uma diminuição da dureza[29].

Factores adicionais

Para além de alguns dos factores acima referidos, muitos outros factores afectam as amostras impressas em 3D.

Di Fiore et al. compararam as folgas dos bordos de queima pré e pós-cerâmica em estruturas de Co-Cr impressas em 3D e verificaram que as folgas dos bordos de queima pós-cerâmica eram maiores, mas ainda assim inferiores a 120 μm, dentro do limite clinicamente aceitável.

Usando um modelo de prisma, Ide et al. investigaram a precisão de partes do modelo com diferentes graus de nitidez (60°, 45°, 30°, 20°, 10° e 5°) e descobriram que quanto menor o ângulo, menor a precisão da parte que pode ser reproduzida (Figura 6). Torok et al. avaliaram o impacto da desinfeção e esterilização em guias cirúrgicos impressos em 3D, e os resultados mostraram que apenas a esterilização em autoclave (134°C) aumentou significativamente a rigidez das amostras entre os numerosos métodos de esterilização.[30]

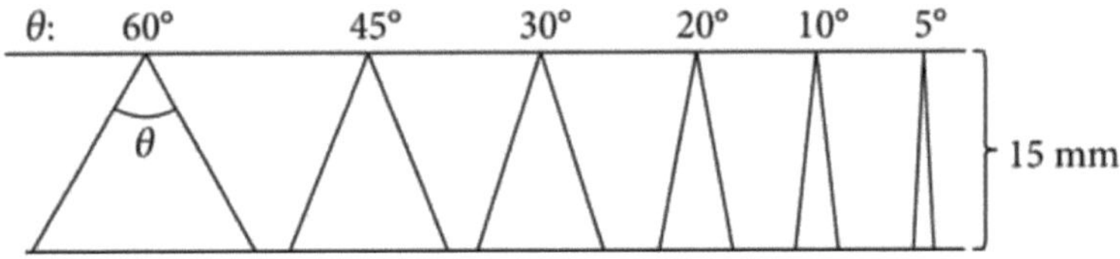

Figura 6

Modelos triangulares com diferentes graus de nitidez (60°, 45°, 30°, 20°, 10° e 5°). A altura de todos os modelos é fixada em 15 mm e a largura do bordo inferior varia consoante o grau de nitidez.

Zhao et al. examinaram o impacto da percentagem de macroporos (Pmacro) nos scaffolds e mostraram que, com o aumento da Pmacro, a degradabilidade dos scaffolds aumentava. A Pmacro para 50% dos scaffolds foi a melhor para a proliferação celular, enquanto 30% dos scaffolds mostraram a maior promoção da diferenciação osteogénica.[31]

CLASSIFICAÇÃO DO MÉTODO DE PROTOTIPAGEM RÁPIDA

As tecnologias de prototipagem rápida podem ser divididas, em termos gerais, entre as que envolvem a adição de material e as que envolvem a sua remoção. De acordo com Kurth, as tecnologias de acreção de materiais podem ser divididas pelo estado do material do protótipo antes da formação da peça. As tecnologias de base líquida podem implicar a solidificação da resina em contacto com um laser , a solidificação de um fluido de electrosetting, ou a fusão e subsequente solidificação do material de prototipagem. Os processos que utilizam pós compõe-nos com um laser ou através da aplicação selectiva de um agente aglutinante. Os processos que utilizam folhas sólidas podem ser classificados consoante as folhas sejam ligadas com um laser ou com um adesivo.[32]

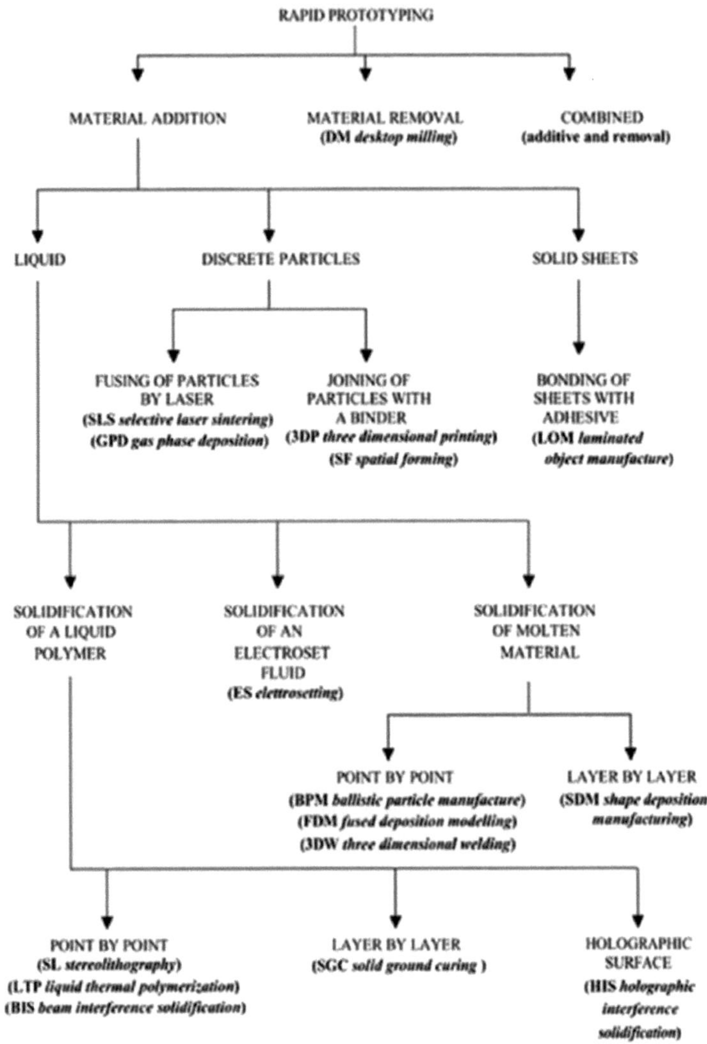
RAPID PROTOTYPING
MATERIAL ADDITION
MATERIAL REMOVAL
(DM desktop milling)
COMBINED
(additive and removal)
LIQUID
DISCRETE PARTICLES
SOLID SHEETS
FUSING OF PARTICLES BY LASER
(SLS selective laser sintering)
(GPD gas phase deposition)
JOINING OF PARTICLES WITH A BINDER
(3DP three dimensional printing)
(SF spatial forming)
BONDING OF SHEETS WITH ADHESIVE
(LOM laminated object manufacture)
SOLIDIFICATION OF A LIQUID POLYMER
SOLIDIFICATION OF AN ELECTROSET FLUID
(ES elettrosetting)
SOLIDIFICATION OF MOLTEN MATERIAL
POINT BY POINT
(BPM ballistic particle manufacture)
(FDM fused deposition modelling)
(3DW three dimensional welding)
LAYER BY LAYER
(SDM shape deposition manufacturing)
POINT BY POINT
(SL stereolithography)
(LTP liquid thermal polymerization)
(BIS beam interference solidification)
LAYER BY LAYER
(SGC solid ground curing)
HOLOGRAPHIC SURFACE
(HIS holographic interference solidification)

Figura 7

Após a classificação do método de prototipagem rápida

A mais popular das tecnologias de RP atualmente disponíveis é talvez a estereolitografia e é o primeiro protótipo rápido disponível comercialmente. O aparelho de estereolitografia foi inventado por Charle Hull da 3D Systems Inc. Baseia-se numa resina monomérica fotossensível que forma um polímero e solidifica quando exposta à luz ultravioleta (UV). Devido à absorção e dispersão do feixe, esta reação só tem lugar perto da superfície. Isto produz voxels parabolicamente cilíndricos que são caracterizados pela largura da linha horizontal e pela profundidade de cura vertical. Uma máquina de estereolitografia é constituída por uma plataforma de construção (substrato) montada numa cuba de resina e por um laser UV de hélio-cádmio ou de iões de árgon. A primeira camada da peça é representada na superfície da resina, utilizando as informações obtidas a partir do modelo CAD tridimensional sólido. Uma vez que o contorno da camada tenha sido digitalizado, e o interior tenha sido hachurado ou preenchido de forma sólida, a plataforma é de seguida baixada até à base da cuba para revestir completamente a peça. Em seguida, é elevada de modo a que a parte superior da peça solidificada fique ao nível da superfície e uma lâmina limpa a resina, deixando exatamente uma camada de resina por cima da peça. A peça é então baixada para uma camada abaixo da superfície e deixada até que o líquido tenha assentado. Isto é feito para garantir uma superfície plana e uniforme e para inibir a formação de bolhas. A camada seguinte pode então ser digitalizada

Aplicações médicas da prototipagem rápida

A prototipagem rápida médica é definida como o fabrico de modelos físicos dimensionalmente exactos da anatomia humana, derivados de dados de imagens médicas, utilizando uma variedade de tecnologias de RP. Algumas máquinas de PR já tinham sido utilizadas a título experimental na década de 1970, e a TC foi inventada na década de 1960 por Godfrey N Hounsfield, um engenheiro eletrónico, em colaboração com Allan McLeod Cormack, um físico. No entanto, só nos anos 90 foi possível construir um modelo tridimensional real para reproduzir a anatomia de um doente com base nas imagens de TC obtidas durante o exame desse doente, graças aos avanços na qualidade dos aparelhos de TC e ao desenvolvimento de software específico para o efeito. A RP tem sido aplicada numa série de especialidades médicas, incluindo a cirurgia oral e maxilofacial, a implantologia dentária, a neurocirurgia e a ortopedia34.

As doenças complexas em medicina exigem frequentemente uma cirurgia demorada. O planeamento cirúrgico tenta minimizar a duração da cirurgia para reduzir o risco de complicações. Para além das modalidades de imagem normalmente utilizadas, podem ser aplicadas técnicas de visualização tridimensional para apoiar o processo de planeamento. Esta representação visual de objectos médicos permite a simulação de procedimentos cirúrgicos antes da cirurgia. A maior vantagem das tecnologias de RP é a reprodução precisa de objectos de um conjunto de dados de imagens médicas tridimensionais como um modelo físico que pode ser visto e tocado pelo cirurgião.

A prototipagem médica rápida está também a ser desenvolvida para utilização em implantes dentários. Foi alcançada uma maior precisão com a utilização de guias cirúrgicos de prototipagem rápida para a criação de osteotomias na mandíbula, e foi desenvolvida uma abordagem de conceção assistida por computador/manufatura assistida por computador (CAD/CAM) para o fabrico de estruturas dentárias parciais.[35]

O objetivo final de qualquer procedimento cirúrgico é reproduzir ou melhorar a forma e a função pré-operatórias. Ao fazê-lo, o objetivo secundário é minimizar a morbilidade operatória e pós-operatória. Nos últimos 20 anos, muitos avanços tecnológicos novos e empolgantes deram início a uma nova era no domínio da cirurgia oral e maxilofacial. A utilização de novas tecnologias e técnicas cirúrgicas permitiu ao cirurgião oral e maxilofacial moderno atingir eficazmente estes objectivos. Um exemplo dessa tecnologia que continua a aumentar em prevalência é a utilização de modelos tridimensionais (3-D) para guiar e ajudar nos procedimentos cirúrgicos.[36]

Os modelos 3-D, também conhecidos como estereolitografias, têm sido utilizados para uma variedade de objectivos diferentes desde o seu desenvolvimento. Charles Hull, em 1986, foi o responsável pela introdução deste avanço tecnológico. A utilização começou na indústria automóvel para o fabrico de modelos de poliuretano e protótipos para vários modelos, peças e ferramentas. Posteriormente, numerosos avanços na radiologia e nos processos de fabrico assistido por computador (CAD-CAM) resultaram em materiais e precisão melhorados. Na década de 1990, a utilização de modelos 3D começou no contexto médico e cirúrgico após se ter percebido que os modelos podiam reproduzir representações anatomicamente exactas das estruturas de tecidos duros de um paciente.

A literatura recente tem demonstrado que os modelos estereolitográficos (SLA) podem ser utilizados com sucesso no período perioperatório para melhorar a previsibilidade do tratamento de defeitos maxilofaciais secundários a condições traumáticas ou patológicas. O objetivo deste artigo é ilustrar uma gama diversificada de cenários clínicos em que os modelos 3D têm sido utilizados com sucesso na reconstrução maxilofacial; a gama de procedimentos inclui cirurgia de trauma, defeitos induzidos por patologia, engenharia de tecidos, reconstrução complexa da ATM e correção de casos complicados de assimetria facial. É amplamente aceite que a utilização de modelos 3-D oferece muitas vantagens distintas para melhorar os cuidados dos doentes. A utilização destes modelos para o diagnóstico e planeamento do tratamento e para a educação do doente com visualização direta das estruturas anatómicas. Os modelos podem ser utilizados para guias e modelos cirúrgicos, bem como para ensaios cirúrgicos para residentes em formação, bem como para cirurgiões experientes. É possível desenhar facilmente incisões de tecidos moles, margens de ressecção cirúrgica, avaliar defeitos ósseos para enxertos, adaptação e pré-dobragem de placas de reconstrução e fabrico de próteses personalizadas.[37]

A utilização de modelos 3-D provou reduzir significativamente o tempo de operação cirúrgica, o tempo sob anestesia geral e o tempo de exposição da ferida. O efeito cumulativo produziu melhores cuidados aos doentes, uma melhor comunicação entre colegas e resultados cirúrgicos mais previsíveis e exactos. A Tabela 1 enumera algumas vantagens da incorporação da tecnologia 3-D SLA na cirurgia oral e maxilofacial[38].

Quadro 1

Vantagens da utilização de modelos 3-D SLA

Diagnóstico e planeamento do tratamento

Visualização direta de estruturas anatómicas

Guias/modelos cirúrgicos

Prática cirúrgica/ensaio

Conceção das incisões

Ressecções cirúrgicas

Avaliação de defeitos ósseos para enxertos

Adaptação/pré-flexão das placas de reconstrução

Fabrico de próteses personalizadas

Próteses da ATM, dispositivos de distração, dispositivos de fixação

Diminuído

Tempo cirúrgico

Tempo de anestesia

Duração da exposição da ferida

Resultados mais previsíveis

Melhoria da comunicação entre colegas

Ferramenta educativa para os doentes

PROCESSO DE FABRICO E TIPOS DE MODELOS

Existem diferentes tecnologias introduzidas para a impressão 3D[39]. O jato de aglutinante (BJ), a fusão por feixe de electrões (EBM), a modelação por deposição fundida (FDM), os processos indirectos, a fusão a laser (LM), a sinterização a laser (LS), o jato de material (MJ), o jato de fotopolímero (PJ) e a SL são tecnologias bem conhecidas de impressão 3D[40]. Existem muitas técnicas diferentes de impressão 3D. As vantagens e desvantagens são factores inerentes a cada sistema tecnológico. Entre esta variedade de técnicas diferentes, existe uma enorme procura de SL, FDM e PJ para a cirurgia oral e maxilofacial. A Tabela 2 resume algumas das diferentes tecnologias de impressão tridimensional[41].

3.1. Estereolitografia (SL)

A técnica inicial de impressão 3D SL começou no final da década de 1980. A SL original utiliza um feixe de laser para polimerização de resina em padrões bidimensionais. Sendo o método de fabrico aditivo pioneiro, a SL produz objectos 3D através da cura de camadas de fotopolímero líquido ou resina epóxi com um laser UV de baixa potência. A SL projecta um laser UV para uma secção transversal de uma única camada de resina sobre um fotopolímero, resultando na fixação da camada. Este processo é repetido até ao fabrico de todas as zonas do produto. Esta técnica utiliza um espelho para guiar o laser até à superfície, camada a camada. Além disso, o dispositivo 3D projecta-o sobre as resinas de superfície. Este procedimento é efectuado desde a base até à superfície (Figura 1)[42].

Techniques	**Advantages**	**Disadvantages**
1.Stereolithography apparatus uses a scanning laser to build parts one layer at a time, in a vat of light-cured photopolymer resin. Each layer is traced-out by the laser on the surface of the liquid resin, at which point a 'build platform' descends, and another layer of resin is wiped over the surface, and the process repeated.	Rapid fabrication. Able to create complex shapes with high feature resolution. Lower cost materials if used in bulk	Only available with light curable liquid. Support materials must be removed. Resin is messy and can cause skin sensitization and may be irritant by contact and inhalation. Limited shelf life. Cannot be heat sterilized. High-cost technology
2. Photojet—Light-sensitive polymer is jetted onto a build platform from an inkjet-type print head and cured layer	Relatively fast. High-resolution, high-quality finish possible. Multiple materials are available	Tenacious support material can be difficult to remove completely. Support material may cause skin

by layer on an incrementally descending platform	with various colors and physical properties including elastic materials. Lower cost technology	irritation. Cannot be heat sterilized. High- cost materials
3. DLP (digital light processing)—Liquid resin is cured layer by layer by a projector light source. The object is built upside down on an incrementally elevating platform	Good accuracy, smooth surfaces, relatively fast. Lower cost technology	Light curable liquid polymers and wax-like materials for casting. Support materials must be removed. Resins are messy, can cause skin sensitization, and may be irritant by contact. Limited shelf life and vat life. Cannot be heat sterilized. Higher cost materials
	Powder binder	
Plaster or cementaceous material set by drops of (colored) water from "inkjet" print head. Object built layer by layer in a powder bed, on an incrementally descending platform	Lower cost materials and technology. Can print in color. Unset material provides support. Relatively fast process. Safe materials	Low resolution. Messy powder. Low strength. Cannot be soaked or heat sterilized
	Sintered powder	

Selective laser sintering (SLS) for polymers —Object built layer by layer in powder bed. Heated build chamber raises temperature of material to just below melting point. Scanning laser then sinters powder layer by layer in a descending bed	Range of polymeric materials including nylon, elastomers, and composites. Strong and accurate parts. Self-supported process. Polymeric materials—commonly nylon may be autoclaved. Printed object may have full mechanical functionality. Lower cost materials if used in large volume	Significant infrastructure required, e.g., compressed air, climate control. Messy powders. Lower cost in bulk. Inhalation risk. High-cost technology. Rough surface
Selective laser sintering (SLS) —for metals and metal alloys. Also described as selective laser melting (SLM) or direct metal laser sintering (DMLS). Scanning laser sinters metal powder layer by layer in a cold build chamber as the build platform descends. Support structure used to tether objects to build platform	High-strength objects can control porosity. Variety of materials including titanium, titanium alloys, cobalt chrome, stainless steel. Metal alloy may be recycled. Fine detail possible	Elaborate infrastructure requirements. Extremely costly technology. Moderately costly materials. Dust and nanoparticle condensate may be hazardous to health. Explosive risk. Rough surface. Elaborate post- processing is

		required: Heat treatment to relieve internal stresses in printed objects. Hard to remove support materials. Relatively slow process
Electron beam melting (EBM, Arcam). Heated build chamber. Powder sintered layer by layer by scanning electron beam on descending build platform	High-temperature process, so no support or heat treatment needed afterward. High speed. Dense parts with controlled porosity	Extremely costly technology moderately costly materials. Dust may be hazardous to health. Explosive risk. Rough surface. Less post - processing required. Lower resolution
	Thermoplastic	
Fused deposition modeling (FDM) First 3DP technology, most used in "home" printers. Thermoplastic material extruded through nozzle onto build platform	High porosity. Variable mechanical strength. Low-to-mid-range cost materials and equipment . Low accuracy in low-cost equipment. Some materials may be heat sterilized	Low cost but limited materials— only thermoplastics. Limited shape complexity for biological materials. Support material must be removed

Tabela 2.

Modalidades e materiais de impressão 3D[43].

É necessário extrair manualmente os materiais residuais do resultado final. Atualmente, a SL é conhecida como o padrão de ouro no fabrico 3D com resoluções de rendimento até 0,025 mm. A SL é fiável na reconstrução de estruturas internas e é mais eficiente no fabrico de objectos maiores. A SL é largamente aceite como tendo a melhor superfície e a maior precisão de qualquer tecnologia 3D[44]. Os materiais utilizados neste sistema devem ser, até certo ponto, frágeis e leves. Os acrílicos e os epóxis são normalmente utilizados neste método. No entanto, a SL continua a necessitar de manuseamento manual após o fabrico, e o processo dura mais de um dia para ser concluído. A SL é mais cara do que outras técnicas devido aos materiais utilizados, e a impressora é considerada mais cara devido ao elevado custo das matérias-primas e da manutenção do dispositivo. A SL é largamente utilizada para produzir guias de perfuração de implantes. A capacidade de construir estruturas complexas e detalhadas, a extração de resíduos de resina sem dificuldade e a resolução extremamente elevada (~1,2 um) são consideradas as principais vantagens da técnica SL[45].

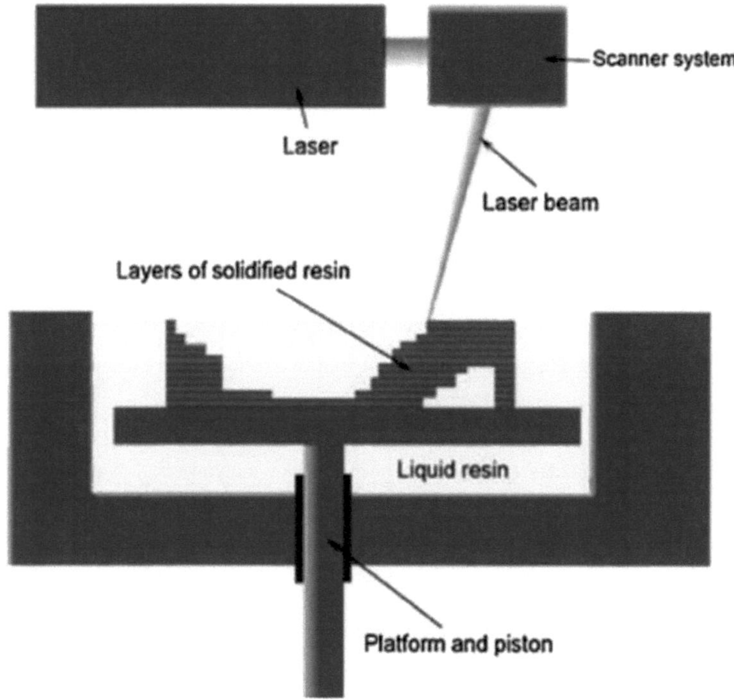

Figura 8.

Vista esquemática da SL[46].

3.2. Modelação por deposição fundida

O FDM utiliza um princípio semelhante ao SL, na medida em que constrói modelos numa base de camada por camada. Quando se discute a relação custo-eficácia, o FDM é considerado um dos métodos de impressão 3D mais utilizados pelos consumidores. No FDM, um filamento derretido de material termoplástico é extrudido a partir de um bocal que se move no plano x-y e solidifica após deposição numa placa de construção.

A placa de construção é baixada em 0,1 mm depois de cada camada reaparecer. O processo repete-se até que o produto final seja produzido. As matérias-primas mais frequentemente utilizadas nas impressoras FDM são os materiais acrilonitrilo-butadieno-estireno (ABS) e ácido poliláctico (PLA), conhecidos por serem componentes-chave das estruturas de suporte utilizadas na "bioimpressão"[47].

Uma desvantagem e uma lacuna notáveis do FDM é a incapacidade de formar estruturas complexas e a maioria das estruturas anatómicas com formas complexas. Para o fabrico de um produto limpo, as estruturas internas ocas ou as aberturas com extremidades cegas são especialmente problemáticas. Atualmente, quase todas as impressoras FDM domésticas estão limitadas à produção monocromática e monomaterial. No entanto, este facto pode ser ultrapassado pela tecnologia de extrusor duplo recentemente desenvolvida[48]. Nesta tecnologia, podem ser extrudidos dois filamentos de cores ou materiais diferentes a partir de uma cabeça de impressão comum. A MakerBot Replicator 2X Experimental (MakerBot Industries, Nova Iorque, NY, EUA), a Cube 3 (3D Systems,

Rock Hill, SC, EUA) e a Creatr x1 (Leapfrog, Emeryville, CA, EUA) são conhecidas por esta capacidade. Mais ainda, a segunda extrusora pode ser configurada para construir estruturas de suporte usando o MakerBot Dissolvable Filament (MakerBot Industries), feito de poliestireno de alto impacto (HIPS)[49].

São necessárias estruturas de suporte para modelos FDM como o SL, uma vez que o termoplástico necessita de tempo para endurecer e também para as camadas se unirem. Uma vez que podem ser utilizados vários bicos de extrusão no FDM, cada um com um material diferente, não existe qualquer restrição teórica aos gradientes de composição nas três dimensões para o FDM. A elevada porosidade devido ao padrão de colocação e a boa resistência mecânica são vantagens notáveis e fundamentais da FDM (Figura 9).[50]

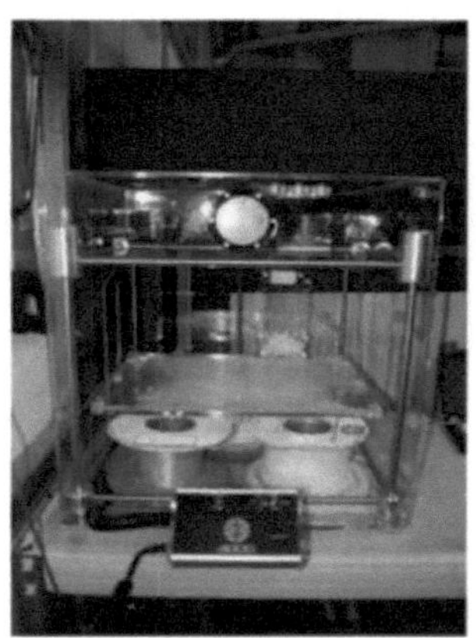

Figura 9.

Vista esquemática da FDM[51].

3.3. Modelação PolyJet

A impressão de modelação multijacto, também conhecida como MultiJet Printing (3D

Systems, Rock Hill, SC, EUA) ou PolyJet Technology (Stratasys, Edina, MN, EUA), é semelhante à SL; a diferença é que o fotopolímero líquido é imediatamente curado por luz UV[52]. A impressão por modelação multijacto pode fabricar protótipos com uma resolução elevada (16 μ) que é comparável ou mesmo melhor do que a SL. A vantagem é a capacidade de imprimir em múltiplos materiais para o grau desejado de resistência à tração e durabilidade. Uma impressora MJM é mais fácil de manter do que um sistema SL. Pelo contrário, uma desvantagem é o preço elevado de estas impressoras, o que torna a MJM (Modelação por Multijacto) mais adequada para produções em grande escala do que para aplicações de escritório (Figura 10)[53].

O inconveniente é que o equipamento e os materiais são dispendiosos de adquirir e utilizar, e os materiais de suporte podem ser tenazes e bastante desagradáveis de remover. São úteis para a impressão de modelos de estudo dentários ou anatómicos, mas são caros quando produzidos[54]. Uma vantagem particular desta tecnologia é que a utilização de múltiplas cabeças de impressão permite a impressão simultânea com diferentes materiais, e misturas graduadas de materiais, tornando possível variar as propriedades do objeto impresso, que pode, por exemplo, ter partes flexíveis e rígidas, para a produção de talas de brackets ortodônticos indirectos[55].

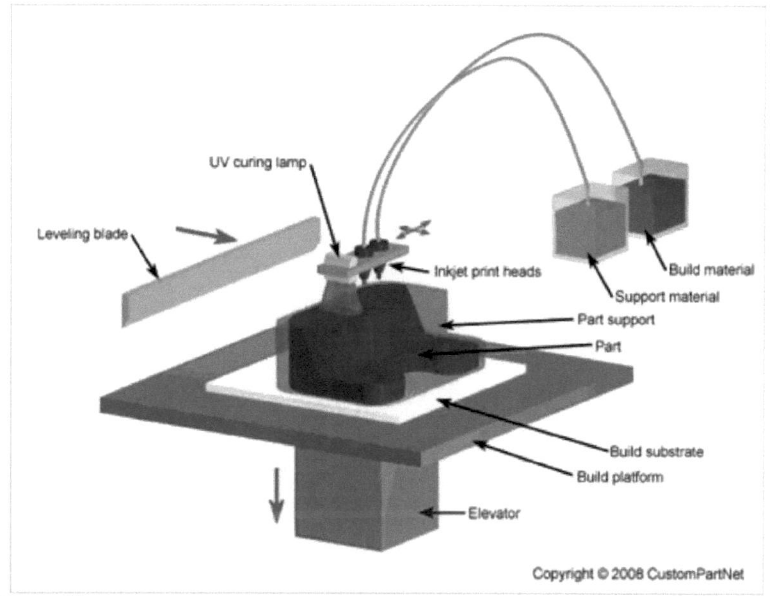

Figura 10.

Vista esquemática do PolyJet[56].

PRECISÃO DA IMPRESSÃO 3D

O fabrico aditivo desempenha um papel fundamental na cirurgia craniomaxilofacial[57].

Os modelos 3D simulam a anatomia do corpo humano e podem ser muito úteis na cirurgia oral e maxilofacial. Estes modelos são de grande valor para a tomada de decisões. Os modelos 3D devem ser precisos e extremamente exactos na simulação da anatomia da cabeça e do pescoço para serem benéficos na cirurgia maxilofacial. Modelos defeituosos e inexactos podem comprometer o diagnóstico e o planeamento do tratamento. Existem poucos dados disponíveis sobre a avaliação da exatidão dos modelos impressos em 3D. Modelos imprecisos podem causar erros dramáticos no planeamento do tratamento e nas simulações. A precisão da impressora 3D depende geralmente da precisão das tomografias computorizadas[58]. A TC é a modalidade de eleição para efeitos de impressão 3D. Ao obter imagens de TC, a espessura de cada fatia deve ser tão fina quanto possível (1-2 mm). Atualmente, não foi introduzida uma norma de ouro para medir a precisão dos modelos médicos 3D. A precisão das diferentes tecnologias de fabrico de aditivos é examinada por investigadores em cirurgia maxilofacial a nível mundial. A literatura indica que diferentes técnicas têm diferentes níveis de precisão na reconstrução de estruturas maxilofaciais utilizando a impressão 3D. Como mencionado anteriormente, as experiências indicam que a SL cria modelos 3D com grande precisão. O desvio médio dos modelos de SL varia de 0,20 a 0,85 mm. A percentagem de erro nestes modelos situa-se entre 0,6 e 6%. Peter Shih-Hsin Chang et al. investigaram a precisão da LS para modelar irregularidades do terço médio da face. Para o efeito, foram comparadas as distâncias entre os principais pontos de referência nos crânios e nos modelos 3D. A diferença média global entre réplicas e amostras de cadáveres foi entre 0,8 e 2,5 mm em todas as localizações[59]. Afirmaram que a precisão da SL é afetada por variantes em diferentes fases de fabrico, como a recolha e transferência de dados, o fabrico do produto e a manutenção. A precisão e a exatidão são fundamentais na cirurgia ortognática para obter melhores resultados estéticos e funcionais. Num estudo recente, Shqaidef et al. avaliaram a precisão de wafers impressos em 3D de 10 pacientes ortognáticos. Após o alinhamento com modelos dentários, o erro médio absoluto das pastilhas foi de 0,94 (0,09) mm. Nesta investigação, mostraram que o erro nos modelos impressos em 3D é de até 1,73 mm, o que é considerável e irá distorcer os movimentos esqueléticos. Noutro estudo, a técnica PolyJet teve o fabrico mais preciso na simulação da arquitetura mandibular.

Authors	Comparisons	Mean difference (%)	Measuring equipment
Salmi et al. (2013)	SLS e 3D CT (original 1. & 2. model) 3DP e 3D CT (original 1. & 2. measurement) 3DP e 3D CT (moderate) 3DP e 3D CT (worse)PolyJet e 3D CT (original 1. & 2. measurement)	0.79 0.26 & 0.80 0.320.67 0.43 & 0.69 0.440.38 0.220.55 0.370.18 0.12 & 0.18 0.13	Coordinate measuring machine and measuring balls & Pro Engineer software for 3D models
El-Katatny et al. (2010)	FDM e 3D CT skullFDM e 3D CT mandible	0.24 0.160.22 0.11	Digital caliper
Ibrahim et al. (2009)	SLS e dry mandible3DP e dry mandiblePolyJet e dry mandible	1.793.142.14	Digital caliper and test indicator attached to electric milling machine
Silva et al. (2008)	SLS e dry skull3DP e dry skull	2.102.67	Digital caliper
Nizam et al.(2006)	SL e dry skull	0.08 1.25	Digital caliper
Chang et al. (2003)	3DP e fresh skull	2.1e4.7	Dial caliper
Choi et al. (2002)	SL e dry skullSL e 3D CT skull	0.56 0.390.82 0.52	Caliper & MagicsviewSoftware for 3D model
Asaumi et al. (2001)	3D CT e dry skullSL e dry skull	2.160.63	Caliper & 3DCT images

Berry et al. (1997)	SLS e 3D CT	0.64	None reported
Barker et al. (1994)	SL e dry skull	0.6e3.6	
Ono et al. (1994)	SL e dry skull	3	
Waitzman et al. (1992)	3D CT e dry skull	0.9 (0.1e3.0)	CT images & caliper

Salmi et al. avaliaram a exatidão de diferentes técnicas de impressão 3D através da medição de esferas fixadas a cada modelo 3D. Concluiu-se que a técnica PolyJet era a que apresentava menos imprecisões[60].

A Tabela 3 demonstra os resultados de diferentes estudos com a medição da exatidão de modelos impressos em 3D.

Quadro 3.

Estudos de medição da exatidão dos modelos AM.

APLICAÇÕES DA ESTEREOLITOGRAFIA

O objetivo final de qualquer procedimento cirúrgico é reproduzir ou melhorar a forma e a função pré-operatórias. Ao fazê-lo, o objetivo secundário é minimizar a morbilidade operatória e pós-operatória. Muitos avanços tecnológicos novos e empolgantes deram início a uma nova era no domínio da cirurgia oral.

e a cirurgia maxilofacial nos últimos 20 anos. A utilização de novas tecnologias e técnicas cirúrgicas permitiu ao cirurgião oral e maxilofacial moderno atingir eficazmente estes objectivos. Um exemplo dessa tecnologia que continua a aumentar em prevalência é a utilização de modelos tridimensionais (3-D) para guiar e ajudar nos procedimentos cirúrgicos[61]. Os modelos 3-D, também conhecidos como estereolitografias, têm sido utilizados para uma variedade de objectivos diferentes desde o seu desenvolvimento. Charles Hull, em 1986, foi o responsável pela introdução deste avanço tecnológico. A utilização começou na indústria automóvel para o fabrico de modelos de poliuretano e protótipos para vários modelos, peças e ferramentas. Posteriormente, numerosos avanços na radiologia e nos processos de fabrico assistido por computador (CAD-CAM) resultaram em materiais e precisão melhorados. Na década de 1990, a utilização de modelos 3D começou no contexto médico e cirúrgico após se ter percebido que os modelos podiam reproduzir representações anatomicamente exactas das estruturas de tecidos duros de um paciente. A literatura recente tem demonstrado que os modelos estereolitográficos (SLA) podem ser utilizados com sucesso no período perioperatório para melhorar a previsibilidade do tratamento de defeitos maxilofaciais secundários a condições traumáticas ou patológicas. O objetivo deste artigo é ilustrar uma gama diversificada de cenários clínicos em que os modelos 3D têm sido utilizados com sucesso para a reconstrução maxilofacial; a gama de procedimentos inclui cirurgia de trauma, defeitos induzidos por patologias, engenharia de tecidos, reconstrução complexa da ATM e correção de casos complicados de assimetria facial. É amplamente aceite que a utilização de modelos 3-D oferece muitas vantagens distintas para melhorar os cuidados dos doentes. Estes modelos são utilizados para o diagnóstico e planeamento do tratamento e para a educação do doente com visualização direta das estruturas anatómicas. Os modelos podem ser utilizados para guias e modelos cirúrgicos, bem como para ensaios cirúrgicos para residentes em formação, bem como para cirurgiões experientes. É possível desenhar facilmente incisões de tecidos moles, margens de ressecção cirúrgica, avaliar defeitos ósseos para enxertos, adaptação e pré-dobragem de placas de reconstrução e fabrico de próteses personalizadas[62]

A cirurgia reconstrutiva da cabeça e pescoço sempre foi um desafio difícil. A complexidade da região tem exigido um elevado grau de precisão para um resultado satisfatório. Quando os maxilares estavam envolvidos, era necessário preservar a função mastigatória com a oclusão dos dentes. Outro objetivo era conseguir uma simetria facial aceitável, por vezes reconstruindo o tecido perdido com outro o mais semelhante possível, reduzindo assim o desconforto psicossocial. Os cirurgiões contemporâneos têm utilizado o planeamento cirúrgico virtual[63]. A eficiência do planeamento virtual melhorou a precisão e poupou tempo. Quando era necessária uma elevada precisão (por exemplo, em próteses dentárias suportadas por implantes fibulares), o planeamento virtual exato do posicionamento do implante modulado na orientação dos segmentos fibulares obteve resultados mais satisfatórios. O planeamento virtual correto e a RP de um guia cirúrgico conduziram a um posicionamento ótimo do implante, reduzindo as taxas de insucesso e os tempos operatórios. A fixação rígida do componente ósseo dos retalhos livres continua a ser um procedimento arriscado, com uma taxa de remoção da placa de 10-15%. Pode ser difícil escolher entre miniplacas de fixação standard, placas de reconstrução e placas feitas à medida[64]. Zhang et al. consideraram que as miniplacas e as placas de reconstrução são adequadas para a fixação do retalho osteocutâneo para reconstrução da mandíbula; não foram registadas diferenças significativas nas taxas de complicações. Zavattero et al. escolheram a fixação com miniplacas devido ao mínimo de metal inserido em comparação com placas de reconstrução ou placas feitas sob medida. A utilização de placas pré-formadas feitas à medida em neoplasias malignas não é recomendada. As miniplacas e as placas de reconstrução são preferidas, uma vez que se verificou que são mais adaptáveis quando o plano de excisão cirúrgica pré-operatório tem de ser alterado durante a cirurgia. A pré-moldagem das placas num modelo estereolitográfico 3D proporcionou a mesma precisão em termos de adaptação anatómica das placas ao osso que as placas feitas à medida[65]. Nos casos em que a tomografia computorizada subestimou a extensão do cancro ou as margens intra-operatórias R+, as placas feitas à medida e os guias de corte tornaram-se inúteis, pois não permitiram qualquer alteração do plano. A utilização de placas de reconstrução tradicionais ou de miniplacas revelou-se mais ágil, uma vez que os planos cirúrgicos foram prontamente alterados em resposta ao desenvolvimento de informações. Os planos cirúrgicos completos feitos à medida, com guias e placas feitas à medida, demoraram muitas vezes mais tempo a ser preparados, causando atrasos. Um plano completo feito à medida demora normalmente 7-14 dias até os materiais estarem prontos; a estereolitografia requer apenas 2 dias úteis[66]. As vantagens económicas também são consideráveis. Um plano completo feito à medida custa 7000 dólares ou mais, enquanto os programas de RP custam apenas 600-700 dólares. Os custos foram reduzidos ainda mais quando a RP foi implementada internamente pelo cirurgião. Os estudos demonstraram que a moldagem de placas com um modelo 3D é um método bem sucedido para a fixação de segmentos ósseos. Não foram registadas complicações com a remoção da placa ou com a estabilidade do segmento ósseo, mesmo em doentes que foram submetidos a radioterapia no pós-operatório. A flexibilidade das técnicas de RP permite a impressão de guias de corte, tanto para a colheita do retalho livre como para a fase ablativa. Também permitiu a simulação pré-cirúrgica para verificação. A posse de modelos 3D antes da cirurgia permite um exame mais aprofundado do plano de reconstrução do que o que pode ser conseguido apenas com um monitor de PC. A impressão 3D permite reduzir o tempo intra-operatório e a possibilidade de erro humano. As fases ablativa e reconstrutiva podem ser mais precisas. Isto deve-se à simulação e à modificação das dimensões e da orientação dos segmentos[67].

A. Reconstrução pós-operatória de defeitos oncológicos e planeamento cirúrgico

Devido à complexidade anatómica das regiões cervicais, a reconstrução pós-operatória de defeitos sempre foi um desafio para os cirurgiões, principalmente defeitos que necessitam de reposicionamento e imobilização do tecido transferido. O objetivo da reconstrução pós-operatória é restabelecer, o mais próximo possível do normal, a funcionalidade, a estética, a forma, a simetria, oferecendo um terreno estrutural sólido para futuras próteses. Além disso, a estereolitografia a cores permite ao cirurgião avaliar a extensão de um tumor, as margens de ressecção e a relação com estruturas anatómicas importantes (nervo alveolar, fossa infratemporal), o que a torna uma técnica valiosa na reconstrução de defeitos orais e maxilofaciais[68].

Dos 97 artigos estudados, 35 descreviam a reconstrução de defeitos mandibulares, 9 descrevem a estereolitografia como uma opção para a reconstrução de defeitos pós-operatórios maxilares. Em todos os casos foram utilizados retalhos livres fibulares, retalhos livres da crista ilíaca ou retalhos livres radiais. Em toda esta literatura, os modelos estereolíticos são descritos como sendo utilizados para reconstruções da ATM, planeamento pré-operatório, modelação de placas de reconstrução e contorno de retalhos livres[69].

Eric I. Chang et al. descreve a utilização da modelagem estereolítica para modelagem pré-operatória da placa de reconstrução, modelos de osteotomia, devido ao aumento da precisão e diminuição da irregularidade, permitindo ao cirurgião modelar adequadamente o retalho, reduzindo o tempo de isquemia. A utilização pré-operatória do modelo de osteotomia determinou uma maior superfície de contacto entre os fragmentos ósseos, redução do tempo operatório e, consequentemente, uma redução dos custos e da taxa de complicações , com óptimos resultados funcionais[70].

Da-long Shu et al. reconstruíram 8 defeitos mandibulares. Inicialmente, a operação foi planeada por computador através da digitalização do local afetado e do local doador (crista ilíaca), criando um modelo virtual mandibular através de imagens espelhadas da área não afetada. Posteriormente, os modelos foram utilizados no intra-operatório para a colheita do retalho, modelação adequada e imobilização da osteossíntese. Como resultado do uso do gabarito, houve uma notável redução do tempo de isquemia através da redução do tempo de modelagem, com erros de 2,06±0,86mm, o erro médio do volume dos enxertos colhidos reais em comparação com o dos enxertos colhidos virtuais foi de 1412,22±439,24 mm3 (9,12%±2,84%). O erro médio entre o volume dos enxertos colhidos reais e o dos enxertos modelados foi de 2094,35 ± 929,12 mm3 (12,40% ±

5,50%), sendo o retalho colhido virtual ligeiramente maior.

Pushkar Mehra et al.[5] ilustram um caso clínico de assimetria facial, devido à deformação condromatosa de uma hemimandíbula, onde utilizaram um modelo estereolitográfico para delinear as margens da osteotomia de forma a reproduzir uma simetria facial favorável. A reconstrução da ATM foi feita com enxertos ósseos verticais bilaterais do ramo, alongamento ósseo e reconstrução capsular, e também a utilizaram como meio de informar e explicar a doença do paciente, para que ele possa compreender/assimilar a dimensão de uma intervenção e seus resultados, seja ela uma solução favorável ou não. Carl Peter Cornelius et al. descrevem a utilização da modelação estereolítica e da sinterização a laser para a modelação de modelos na ressecção mandibular, delineando a linha de osteotomia e a futura posição da placa de reconstrução, pré-modelada no modelo estereolítico; também fizeram modelos para a osteotomia fibular, salientando a excelente compatibilidade entre os fragmentos. O tempo total de reconstrução foi de 115 minutos, as tomografias pós-operatórias demonstraram a excelente compatibilidade entre os fragmentos ósseos, com gaps extremamente reduzidos, sendo a evolução aos 12 meses favorável, com óptimos resultados finais[71].

B. Traumatismo maxilofacial

As impressoras 3D podem facilitar o tratamento de doentes traumatizados com fracturas e defeitos recentes ou tardios. Diferentes fracturas de estruturas maxilofaciais podem beneficiar da impressão 3D, mas as fracturas da parede orbital são os melhores alvos para estes métodos. Estes doentes podem ser tratados através da reconstrução personalizada em 3D de defeitos da parede orbital com malha ou placa de titânio. Antes do início da cirurgia, a malha ou placa de titânio é adaptada com precisão na réplica impressa em 3D para ajudar a reduzir a duração da anestesia geral[72]

A anatomia complicada e pormenorizada da órbita dificulta a reconstrução dos defeitos orbitais. O enoftalmo pós-operatório ou a diplopia ocorrem sempre sem uma reconstrução exacta e adequada das paredes orbitais. Os cirurgiões podem resolver estas complicações utilizando malhas de titânio impressas em 3D utilizando a anatomia orbital contralateral[73]

Sas" a et al. avaliaram a aplicação de implantes feitos à medida utilizando o sistema de impressão 3D para reconstruir fracturas blowout do pavimento orbital. Após a cirurgia, o volume orbital médio (OV) do lado afetado diminuiu visivelmente, e o OV da órbita corrigida não foi diferente em comparação com o lado não afetado [74]

Chandan Jadhav et al. trataram três doentes com fracturas da parede orbital medial utilizando modelos 3D. Utilizaram o modelo 3D como modelo para medir e colher enxerto ósseo da crista ilíaca de forma fácil e precisa, resultando numa adaptação perfeita e num tempo de operação reduzido[75]

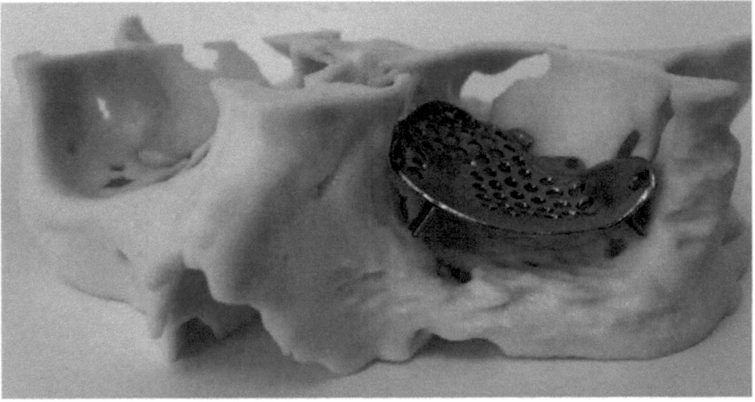

Figura 11.

O protótipo rápido de reconstrução metálica do pavimento orbital na órbita do crânio estereolítico reconstruído a partir das tomografias originais[75]

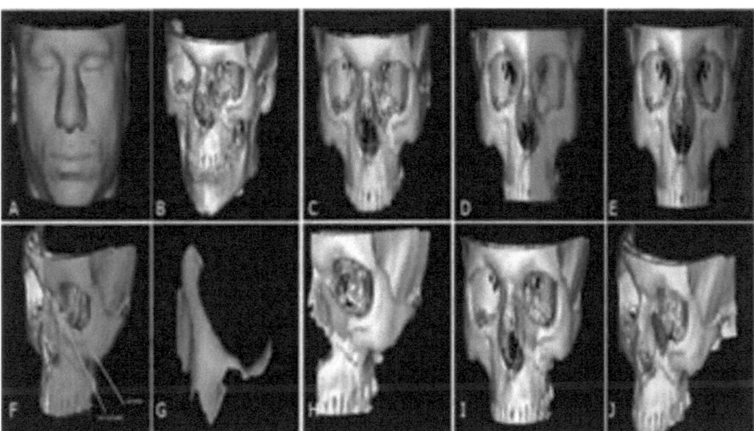

Figura 12.

Tratamento do defeito do pavimento orbital num doente com trauma utilizando tecnologia de impressão 3D. (a) Modelo 3D concebido com base em imagens de TAC; (b) remoção de tecidos moles com base nas diferenças entre a densidade dos tecidos moles e duros; (c) remoção do excesso de osso; (d) divisão da face em duas metades a partir da linha de simetria; (e) espelhamento do lado não lesionado no outro lado; (f) comparação entre a metade lesionada e a metade espelhada e determinação das suas diferenças; (g) diferenciação do desenho ideal; (h) adaptação precisa na metade lesionada; (i) correção do desenho através da remoção de componentes em excesso; (j) modelo final[77]

O número total de artigos sobre traumatologia aceites foi de 12, a maioria dos quais ilustra

[75] "Sinn DP, Cillo Jr JE, Miles BA. Stereolithography for Craniofacial Surgery" (Estereolitografia para Cirurgia Craniofacial). Jornal de Cirurgia Craniofacial. 2006;17(5):869-75."

a modelação 3D da órbita com contorno anatómico em malha de titânio, reduzindo o tempo total do procedimento e o risco de fracasso, produzindo resultados promissores para além do traumatismo orbital, a estereolitografia tem sido utilizada para traumatismo panfacial, complexo zigomático e traumatismo complexo geral, e os artigos seguintes apresentam os dados mais precisos e relevantes.[78]

Herford Alan Scott et al. ilustraram a utilização de modelos estereolíticos para a confeção de implante de assoalho orbitário, permitindo ao cirurgião restaurar defeitos complexos, Novelli et al. estudaram a relação entre o implante de assoalho orbitário no modelo e no paciente, resultando em um desvio de 1,3mm, sem diplopia residual e com variação volumétrica da órbita menor que 1cm^3. Mehra et al. utilizaram o modelo estereolítico em trauma para informar o paciente quanto à perda de substância, possibilidades de tratamento, com modelagem pré-operatória das placas de acordo com a anatomia do paciente, sendo os defeitos reconstruídos com aloenxertos ósseos e malha de titânio, utilizaram também enxerto ósseo de calvária para reconstrução da parede orbitária e cavidade sinusal[79].

T. Wang et al. apresentaram a utilização da estereolitografia, juntamente com a orientação por computador, para fracturas do osso zigomático, pré-moldando as placas de osteossíntese no modelo estereolítico, O deslocamento médio foi de 0,83 ± 0,38 mm, e a rotação média em torno do eixo x foi de 0,66 ± 0,59, do eixo y foi de 0,77 ± 0,54 e do eixo z foi de 0,79 ± 0,42. Esse valor é comparável ao de trabalhos anteriores. A combinação do planeamento pré-cirúrgico e de um programa de navegação recentemente desenvolvido para gerar um plano de redução zigomática secundária deve ser um método preciso e prático. Kermer C. et al. detalharam o uso da modelagem estereolítica em casos que apresentam contra-indicações para a redução imediata, obtendo-se assim uma reconstrução adequada com diminuição do tempo de procedimento e incisões menores com excelentes resultados finais, evitando reintervenções[80].

C. Cirurgia ortognática

A estética é o ramo mais importante da cirurgia maxilofacial, envolvendo 3 importantes marcos anatómicos: tecido mole, osso e dentição. Inicialmente a cirurgia ortognática implicava a avaliação clínica e radiológica das estruturas ósseas e dos dentes; com a integração da tecnologia 3D no processo, a carga de trabalho do clínico diminuiu, e tem uma capacidade descritiva exacta com a possibilidade de prever o resultado final, permitindo ao paciente uma pré-visualização; a estereolitografia é utilizada para criar talas oclusais, guias de osteotomia e placas de fixação pré-fabricadas, oferecendo resultados excelentes e replicáveis[81].

Dos artigos incluídos no estudo, 11 mencionaram a utilidade do estereolitograma na cirurgia ortognática, desde uma simples disjunção maxilar/mandíbula até osteotomias Le Fort III, com resultados funcionais e estéticos favoráveis, diminuindo o tempo operatório, permitindo também uma osteotomia, posicionamento e osteossíntese optimizados.[82] J.Y. Choi et al. descreveram o fabrico de talas oclusais utilizando estereolitografia, diminuindo assim o tempo de procedimento ao saltar algumas etapas de fabrico; a digitalização e modelação 3 D demora 50 minutos, e a impressão de 6 talas 4 horas. Xia-Yun Chen et al. estudaram em 4 cadáveres humanos e 2 casos clínicos, o planeamento e utilização de estereolitografia criando modelos para osteotomia, obtendo resultados idênticos, concluindo que os modelos STL são úteis para determinar onde a osteotomia deve ser feita no ramo vertical, oferecendo rapidez e precisão, sem lesão de quaisquer estruturas anatómicas[83]. A precisão dos modelos estereolitográficos na cirurgia ortognática tem sido discutida em vários artigos, J. Bill e J. Reuther mostram um desvio de ±0,88mm, independentemente da técnica de digitalização, com resultados óptimos, mas recomendam a sua utilização em certos casos devido à elevada dose de radiação na captura da imagem[84]

M. García Y Sánchez et al.[15] descreveram a utilização da modelagem estereolítica na osteotomia Le Fort III, através da confeção de gabaritos que oferecessem uma linha de osteotomia bilateral e simétrica para o assoalho orbitário, fossa zigomática e pterigomaxilar, sendo seu maior benefício no terço inferior da órbita e evitando traumas na artéria maxilar interna e nos vasos da fossa pterigomaxilar, reduzindo também o tempo e as complicações, intra e pós-operatórias[85].

D. Próteses maxilofaciais

A reconstrução de defeitos representa a parte mais importante e complexa da cirurgia, mas apesar disso, alguns procedimentos cirúrgicos impossibilitam a reconstrução, seja ela imediata ou tardia. Por isso, as próteses maxilofaciais são uma opção viável de tratamento, sendo a modelagem estereolítica espelhada através do grande número de artigos, eliminando o fator erro humano e algumas etapas tecnológicas, seja pela digitalização de toda a face e confeção da prótese através do espelhamento do lado sadio, seja pelo planejamento virtual e posterior usinagem, reduzindo assim o tempo total e oferecendo resultados satisfatórios, podendo também ser utilizada para a criação de guias de implantes como forma de retenção adicional que permite uma adaptação rápida e exata. Jens Kragskov et al.[8]6 provaram a sua utilidade no tratamento da síndrome de Apert, todos os casos mostraram diferenças médias entre as medições com modelos 3D-CT e SL de -0,3 a 0,8 mm, exceto nas tomografias com inclinação da gantry (-1,7 mm) e no paciente braquicefálico em que foram demonstrados desvios maiores (-9,5 mm), mas implica estudos complementares para apoiar uma utilização de rotina[87].

A ausência de todo ou parte do ouvido externo pode ser adquirida ou congénita. Quando se tenta restaurar esta parte com prótese, o ideal é que a prótese seja personalizada para restaurar a anatomia o mais próximo possível[88]. Ao fazê-lo, pode ser útil ter um conhecimento prévio dos valores médios de cada índice e utilizar esses valores para ajudar a construir próteses de tamanho e forma adequados. No entanto, os índices de proporção individuais variam em relação à média, por isso, quando o defeito é unilateral, é mais prático comparar e duplicar as proporções do lado sem defeito.[89] Este processo pode ser difícil e demorado e exige um elevado nível de habilidade artística para formar uma imagem em espelho e conseguir uma boa correspondência estética. Da mesma forma, os pacientes com próteses existentes podem necessitar de substituições frequentes devido a alterações de cor, perda de ajuste, rasgões, envelhecimento, contaminação do material e desgaste geral. Os procedimentos convencionais de duplicação são frequentemente pouco fiáveis e imprecisos, uma vez que podem ocorrer erros em qualquer uma das muitas fases durante a produção.[90]

O advento da tomografia computorizada e da ressonância magnética com representação tridimensional da anatomia humana abriu novas perspectivas para o design e a produção no domínio da medicina.

A manipulação informática dos dados permite o espelhamento ou modificações para estabelecer as dimensões exactas necessárias, e pode ser utilizada uma fresadora com controlo numérico computorizado (CNC) para fabricar um modelo para a prótese final. A fresagem CNC, no entanto, é limitada pelas dificuldades encontradas quando se tenta replicar a anatomia complexa das caraterísticas internas[91].

O desenvolvimento de sistemas de RP levou à criação de modelos anatómicos tridimensionais personalizados que exibem um nível de complexidade desconhecido com o equipamento baseado em CNC, principalmente porque as metodologias de RP utilizam um processo aditivo de construção de um objeto em camadas definidas por um modelo de computador que foi virtualmente cortado[92]. Um desses métodos é a estereolitografia, que produz objectos tridimensionais através da cura de uma resina líquida sob um laser guiado por computador. Um sistema mais recente é a impressora Thermojet (3D Systems): Shenzhen Towell Model Technology Co., Ltd., Shenzhen, China, que funciona como uma impressora em rede e utiliza cera como material de construção. A vantagem deste sistema é a capacidade de moldar diretamente a partir de um modelo de cera[93].

Há relatos de fabrico de próteses de nariz, orelhas, olhos e face nos últimos 10 anos. A literatura indica que são obtidos melhores resultados estéticos e funcionais com a aplicação da impressão 3D em comparação com as próteses tradicionais.

As próteses faciais fabricadas com métodos de PR estão a ser utilizadas com sucesso. Os antigos egípcios foram os primeiros a aplicar próteses faciais em 500 a.C.[9]4

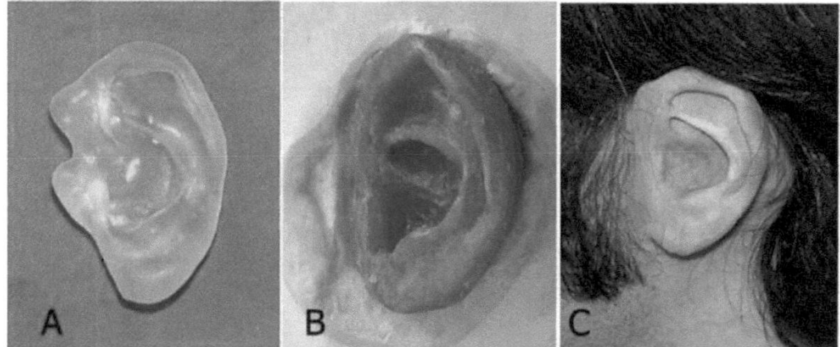

Figura 13.

(a) Modelo 3D obtido por estereolitografia; (b) modelo estereolitográfico transformado em cera; (c) prótese auricular acabada

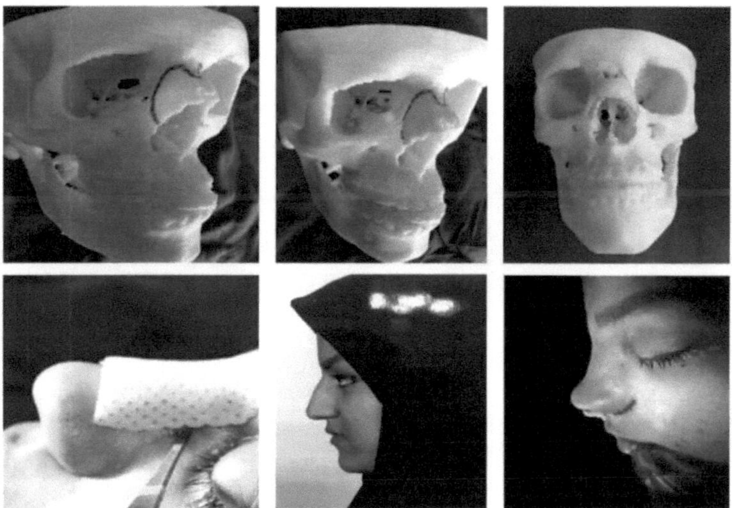
Figura 14.

Aplicação da impressão 3D na osteotomia nasal lateral. (a) As linhas de osteotomia planeadas da osteotomia nasal lateral são desenhadas com um marcador de pele no modelo 3D; (b) compensar a espessura do revestimento de tecido mole do nariz com cera espessa; (c) aparar a tala personalizada no modelo 3D; (d) realizar a osteotomia nasal lateral de acordo com o plano cirúrgico ; (e) vistas pré e pós-operatórias.

As próteses faciais evoluíram muito com a aplicação da tecnologia de impressão 3D. Esta técnica permite produzir réplicas da estrutura facial em apenas algumas horas.[95]

Os procedimentos de moldagem são o método comum de fabrico de próteses faciais. A duração mais longa da produção, a distorção dos tecidos moles e o desconforto do doente são as principais limitações deste processo. Ultimamente, a impressão 3D tem sido utilizada para produzir próteses faciais para reduzir as limitações dos procedimentos tradicionais. A tecnologia de fabrico aditivo pode simplificar o procedimento, encurtar os procedimentos laboratoriais ao excluir os procedimentos de moldagem e os enceramentos de modelos. Sem dúvida, a impressão 3D tornar-se-á a modalidade de eleição para o fabrico de próteses faciais. O fabrico aditivo é utilizado principalmente para a reconstrução de tecidos duros. No entanto, é útil no contorno de tecidos moles (como a reconstrução auricular em pacientes que utilizam o ouvido contralateral).[96]

A produção de próteses auriculares consiste em vários processos demorados que exigem a presença do paciente. Estes procedimentos são (1) a realização da impressão, (2) o fabrico de uma réplica em cera, (3) o fabrico de um molde e (4) a criação do objeto protético com uma cor adequada. A técnica de impressão 3D simplifica e reduz as três primeiras etapas. O processo pode ser concluído em 24-48 horas, em vez de uma semana.[97]

E. Anomalias, malformações e fendas maxilo-faciais

Também uma área importante da cirurgia maxilofacial, que implica precisão, sentido estético e uma colaboração multidisciplinar adequada, sempre aberta à inovação e utilizando a tecnologia mais actualizada para obter os resultados necessários, mas vamos limitar a discussão à modelação estereolítica, encontrada em 6 artigos, sendo a sua principal utilidade avaliação pré-operatória e avaliação das opções terapêuticas disponíveis, os passos cirúrgicos reduzindo o tempo de procedimento e oferecendo bons resultados fisionómicos e funcionais, mas acima de tudo resultados replicáveis[98].

A síndrome de Treacher-Collins é uma malformação genética autossómica dominante rara (1/50000), caracterizada por hipoplasia mandibular, maxilar e órbito-zigomática, com diferentes graus de impacto, desde pessoas que não são diagnosticadas durante toda a vida, até aquelas que apresentam disfunção respiratória.[99] Darius Nikkhah et al. descreve o uso do processamento estereolítico no tratamento, utilizando gabaritos para medir e determinar o volume e a forma do enxerto, e também foi utilizado para guiar o posicionamento dos enxertos, mesmo tendo um grau de reabsorção variável[100].

F. Reconstrução facial complexa

Lesões patológicas, eventos traumáticos e infecções são as principais etiologias de defeitos mandibulares que necessitam de ressecção parcial e reconstrução óssea. A manutenção de resultados estéticos e funcionais aceitáveis e a simetria facial são os principais objectivos da reconstrução mandibular. As placas de reconstrução de titânio são aloplastos biocompatíveis e adaptáveis para reconstruções temporárias. Para uma reconstrução mais fiável, são normalmente utilizados enxertos ósseos autógenos[101]. A morfologia mandibular complexa e as ligações musculares que movem a mandíbula em posições desfavoráveis são um desafio para os cirurgiões orais e maxilofaciais nas reconstruções mandibulares. A tecnologia de impressão 3D pode ser utilizada em diferentes aspectos da reconstrução facial[102]. Esta tecnologia é amplamente utilizada para a reconstrução mandibular. A melhor compreensão anatómica, a adaptação adequada da placa, a pré-dobragem da placa, a colheita precisa de osso utilizando modelos negativos do defeito, a redução da distância osso-placa, a diminuição da duração da cirurgia, a menor perda de sangue e a redução da duração da anestesia geral são as principais vantagens da utilização do fabrico aditivo na reconstrução mandibular[103].

Hanasono e Skorackil indicaram que a impressão 3D pode reduzir a duração da cirurgia até 1,4 horas

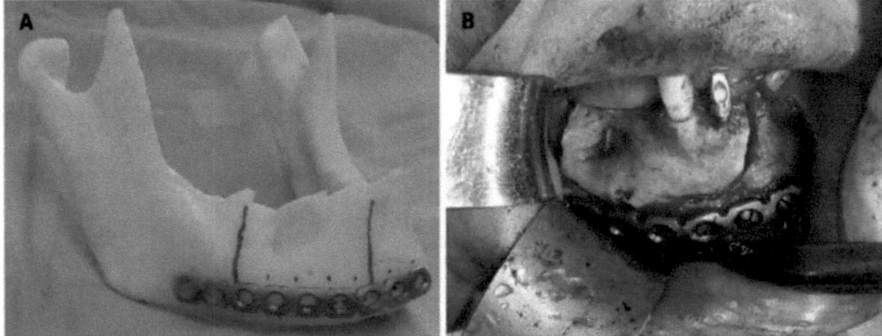

Figura 15.

(a) Placa de reconstrução pré-contornada antes da mandibulectomia marginal, com o objetivo de reforçar o bordo inferior fino remanescente da mandíbula; (b) observar o alinhamento anatómico da placa pré-contornada com o bordo inferior da mandíbula[104].

G. Reconstrução personalizada da ATM

No domínio da reconstrução da ATM (Articulação Temporomandibular), a exposição e o acesso suficientes são fundamentais para evitar danificar muitas estruturas vitais nesta área. Os aloplastos e aloenxertos devem ser colocados com precisão para recuperar a função correta do maxilar. A impressão 3D pode tornar-se útil no tratamento de pacientes com DTM (Distúrbios da Articulação Temporomandibular) com reabsorção condilar total Mehra et al. trataram um paciente com enxerto ósseo e próteses da ATM utilizando fabrico aditivo. A impressão 3D ajudou a medir as proporções exactas do osso que precisava de ser colhido[105].

Implantes dentários

A criação de novos implantes dentários beneficiou da tecnologia de impressão 3D

A impressão 3D actua como uma ferramenta para criar implantes dentários com geometrias complicadas

As guias de perfuração são de grande valor para transferir implantes das suas posições planeadas[106]. O fabrico de uma guia de perfuração pelos métodos convencionais é moroso e requer várias visitas ao paciente e um trabalho laboratorial extenso. A RP facilita este processo com apenas uma única consulta antes da operação. Nesta sessão, os dados são recolhidos e a guia é construída virtualmente e mais tarde será fabricada pelo dispositivo 3D[107].

DISCUSSÕES

A estereolitografia, como técnica de apoio na cirurgia maxilofacial, tem-se revelado útil para o planeamento pré-operatório e também como parte do procedimento cirúrgico, facilitando o próprio procedimento ao permitir uma adaptação e encaixe adequados do retalho livre, permitindo ao cirurgião remover corretamente o tumor sem pensar duas vezes no encerramento. O principal problema, até à data, tem estado relacionado com a precisão, os modelos e a reconstrução final[108]. A precisão da reconstrução 3D é ainda controversa, Lill et al. descrevem desvios médios, para modelos fresados, de ~1,5mm, com um desvio máximo de 3,6mm, enquanto Linder et al. e Millesi et al.[20] favorecem os modelos estereolitográficos devido à espessura da camada polimerizada de ~0.25mm, oferecendo uma melhor precisão, no momento em que a espessura alcançada pode ser de 0,1mm, com um ponto focal do laser de 0,2mm e uma precisão de posicionamento de +0,05mm, os modelos estereolitográficos sofrem uma contração, com diminuição de volume de 0,2- 2,7% do volume total[109]. A redução do tempo total de um procedimento difere, Zenha Horacio et al. declaram uma redução de ~45 minutos do tempo do procedimento (do ponto de vista do cirurgião), com uma redução adicional à medida que a equipa se familiariza com a tecnologia, enquanto Toro C. et al.[110] mostram uma redução de ~90 minutos e Avraham Tomer et al. mostram uma redução do tempo total de 738 minutos para 575 minutos[111].

Quanto a um ponto de vista multi-grupo, Chow Lop Keung et al. tinham como objetivo determinar a utilidade dos estereomodelos em vários tratamentos cirúrgicos maxilofaciais. Foram avaliados 45 estereomodelos em termos de utilidade a partir de questionários preenchidos por 4 grupos de sujeitos: cirurgiões, estudantes de pós-graduação, técnicos e pacientes[112]. Estes modelos foram categorizados em 4 grupos de tratamento: osteogénese de distração, reconstrução, patologia e gestão de trauma. As pontuações de cada categoria foram computadas e comparadas entre os grupos de tratamento.

Os estereomodelos são vulgarmente aplicados na osteogénese de distração e na cirurgia reconstrutiva da região craniomaxilofacial[113]. Os cirurgiões consideraram-nos particularmente úteis na simulação cirúrgica, no fabrico de próteses e como guia intra-operatório para cirurgia reconstrutiva[114]. Eles também as consideraram extremamente valiosas como ferramenta de ensino e para melhorar a comunicação com os pacientes. Os estudantes de pós-graduação consideraram que o estereomodelo melhorou a sua apreciação da doença em 3 dimensões e facilitou o planeamento do tratamento. Consideraram que a sua compreensão do diagnóstico da doença era melhor na osteogénese de distração, enquanto que a compreensão do fabrico de próteses era melhor na cirurgia reconstrutiva[115]. Os técnicos valorizaram os estereomodelos como uma ferramenta de comunicação mais útil com os cirurgiões e estudantes de pós-graduação em comparação com os moldes dentários convencionais. Eles notaram que as propriedades mecânicas dos estereomodelos são particularmente úteis para a construção de próteses em cirurgia reconstrutiva. Os pacientes valorizaram os estereomodelos como uma ferramenta necessária para as suas condições, e ficaram satisfeitos com os resultados cirúrgicos, e recomendariam altamente os estereomodelos a outros pacientes, particularmente aqueles submetidos a cirurgia reconstrutiva[116].

Melhorias na aprendizagem, na formação e na prática

Educação cirúrgica

A formação médica pode reformar-se com as melhorias da tecnologia de impressão 3D [117]

Como cirurgiões orais e maxilofaciais, espera-se que dominemos a morfologia pormenorizada da região da cabeça e do pescoço e a sua relação espacial. Os pacientes e os médicos estagiários e residentes podem beneficiar de modelos impressos em 3D. Os elevados custos de manutenção, as complicações culturais e sociais e os problemas de segurança relacionados com a formalina estão a tornar os cadáveres uma fonte limitada para a educação médica[118].

Os estagiários de medicina podem ter uma melhor compreensão da estrutura anatómica com modelos impressos em 3D.

Estes modelos permitem uma formação exaustiva e completa antes mesmo de se iniciar uma cirurgia. Os operadores podem efetuar cirurgias complicadas em modelos 3D sem quaisquer preocupações ou complicações[119]. A impressão 3D também pode ajudar a compreender melhor a situação médica dos doentes, em vez de um ecrã 2D plano. Kah Heng Alexander et al. realizaram um ensaio controlado aleatório duplamente cego para comparar o sucesso da impressão 3D com cadáveres humanos na distinção da anatomia cardíaca externa. Os modelos impressos em 3D obtiveram pontuações significativamente mais elevadas em comparação com os cadáveres ou grupos combinados. Com o aperfeiçoamento de novos materiais, os modelos impressos em 3D serão mais exactos no futuro[120]

Educação dos doentes

Satisfazer as expectativas dos doentes é fundamental para obter resultados cirúrgicos bem sucedidos. A relação profissional entre o cirurgião e o doente pode ser simplificada utilizando a impressão 3D. Nas consultas pré-operatórias, os doentes podem compreender os pormenores da cirurgia, os diferentes resultados e os potenciais obstáculos. Por conseguinte, os modelos impressos em 3D podem ajudar a obter o consentimento informado[121]. Os exames de TC/RM que utilizamos atualmente para explicar o procedimento aos doentes são normalmente difíceis de compreender para os doentes sem formação. A maior parte das vezes, os doentes não compreendem a situação.

A literatura tem demonstrado que os modelos impressos em 3D resultam numa melhor formação tanto dos doentes como dos médicos estagiários. Além disso, a existência de modelos impressos em 3D pré-operatórios e pós-operatórios de cirurgias específicas no consultório pode ajudar os doentes a justificar as suas expectativas.

As famílias dos doentes também podem beneficiar do fabrico aditivo, uma vez que podem ter um impacto positivo na satisfação dos doentes. Estes modelos podem ser utilizados para formar uma biblioteca para futuros objectivos educativos.

AVANÇOS RECENTES

A bioimpressão 3D, uma combinação de impressão 3D e engenharia de tecidos, é uma tecnologia em rápida expansão no domínio da medicina regenerativa para a produção de auto-enxertos. Biomateriais, substâncias bioactivas e até mesmo células cuidadosamente posicionadas e com controlo espacial podem ser impressas em 3D para reconstruir tecidos e órgãos humanos que podem imitar os seus homólogos nativos, tanto em termos de forma como de função. Este processo é conhecido como bioimpressão 3D. É o resultado da combinação da impressão 3D com a engenharia de tecidos. A engenharia de tecidos é um domínio da medicina regenerativa que tenta construir um enxerto autólogo utilizando as células do próprio doente[122].

A tecnologia de fabrico aditivo, como a impressão 3D, é atualmente utilizada com frequência para melhorar a estética das próteses maxilofaciais com um fabrico 3D preciso. Utiliza software CAD para criar formas faciais complicadas, a que se segue a deposição de material camada a camada para criar objectos 3D. Pode fabricar não só análogos craniofaciais complexos, mas também protótipos para guias de osteotomia, enxertos ósseos e talas oclusais para utilização intra-operatória, o que aumenta a eficiência e facilita a cirurgia.

O advento da tecnologia de impressão tridimensional acrescenta uma nova ferramenta para a criação de aparelhos e próteses dentárias. Cada vez mais popular entre os laboratórios e consultórios, a conceção assistida por computador/fabrico assistido por computador (CAD/CAM) facilita a conceção e o fabrico de próteses e aparelhos dentários. Os clínicos que utilizam a tecnologia CAD/CAM experimentam uma precisão melhorada e um tempo reduzido na conclusão do tratamento, porque são capazes de concluir o trabalho sem os atrasos associados aos métodos analógicos tradicionais. Para além do equipamento de fresagem CAM de consultório, a próxima geração de tecnologia para conceber e fabricar no local está disponível sob a forma de impressoras tridimensionais (3D). Originalmente um investimento muito dispendioso (mais de 100.000 dólares), a impressão 3D é agora uma opção mais viável com o aparecimento das impressoras de secretária. As impressoras 3D de secretária rivalizam agora com a qualidade das unidades mais caras, mas a uma fração do custo - variando entre 4000 e 20 000 dólares para uma precisão de grau clínico e materiais aprovados para o grau clínico. Está disponível uma gama de materiais para impressão 3D, incluindo resinas dentárias, que podem ser utilizadas no fabrico de próteses temporárias, guias cirúrgicas, modelos ortodônticos, retentores e alinhadores. Os avanços nas resinas dentárias para aplicações de impressão incluem transparência para clareza ótica, resinas flexíveis para conforto do paciente e resinas fortes e de alto impacto que resistem ao desgaste e à fratura na aplicação oral[123].

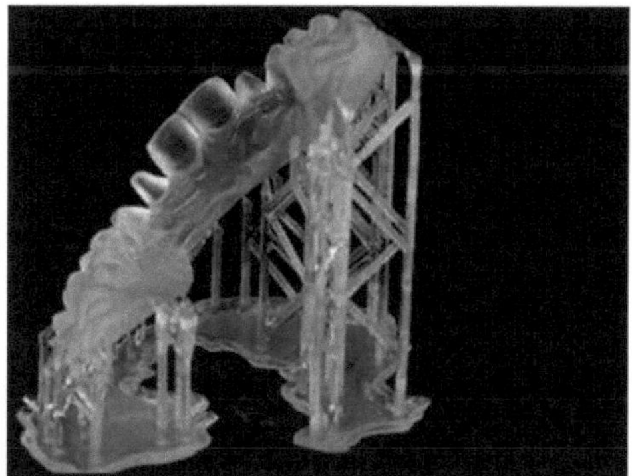

FIGURA 16

Este modelo impresso por estereolitografia a partir de uma digitalização será utilizado no fabrico de uma prótese dentária.

Os tipos de impressoras 3D normalmente utilizados em medicina dentária são a estereolitografia (SLA) e a modelação por deposição fundida (FDM). Quando um item é impresso utilizando uma impressora 3D SLA, são construídas camadas finas e sucessivas de resina para criar a forma concebida por computador (Figura 1 e Figura 2). A resina líquida está contida num tanque e a energia de um díodo emissor de luz ou de um laser é utilizada para formar camadas individuais que podem ser empilhadas para criar objectos. A luz faz com que as moléculas se liguem num processo conhecido como fotopolimerização. Em comparação, as impressoras FDM utilizam uma abordagem aditiva semelhante de construção de camadas, mas a impressão FDM utiliza filamentos de plástico em vez de resina líquida. O filamento de plástico é alimentado através de uma extrusora e derretido, para que possa ser depositado camada a camada na área de impressão, de modo a construir o objeto.

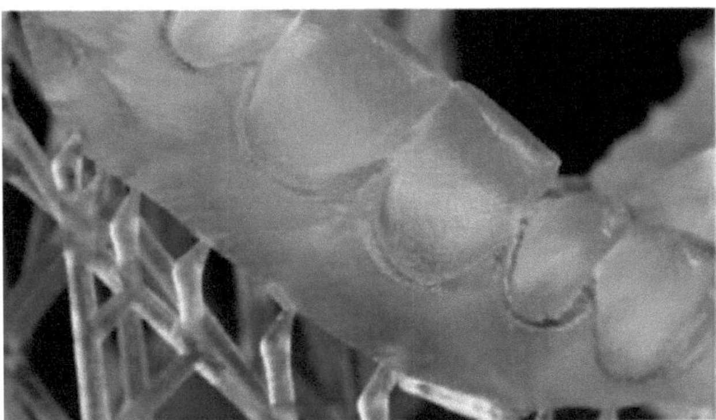

FIGURA 17

Vista de pormenor das camadas impressas utilizando a tecnologia de estereolitografia tridimensional.

Clinicamente, as impressoras FDM destacam-se pelo seu fluxo de trabalho comparativamente simples, uma vez que o item requer menos passos de acabamento antes de poder ser colocado na boca do doente. Dito isto, as impressoras SLA alcançam os resultados mais exactos e, por este motivo, a tecnologia SLA será o foco desta discussão. Uma grande parte da exatidão da impressora SLA pode ser atribuída à precisão das camadas que cria (Figura 2). A espessura das camadas impressas pode ser cuidadosamente controlada no que é conhecido como fatiamento adaptativo. Se a superfície tiver sido concebida com uma curvatura elevada, por exemplo, serão aplicadas camadas mais finas do que no caso de uma superfície de baixa curvatura. O corte adaptativo produz uma melhor qualidade de superfície do que o corte uniforme, uma vez que o efeito de escada diminui, o que minimiza as variações na altura da cúspide ao longo das camadas. Embora a peça concluída tenha o acabamento suave de um produto final, os artigos impressos em 3D - tais como guias cirúrgicos - requerem testes rigorosos para garantir que a produção cumpre verdadeiramente as normas clínicas[124].

CONTROLO DE QUALIDADE

Antes de testar a exatidão de um item impresso em 3D, deve ser estabelecido o nível de exatidão considerado adequado para utilização clínica. A precisão de um aparelho (por exemplo, uma guia cirúrgica) pode ser testada comparando o desenho original da guia com a colocação efectiva do implante na boca do paciente. Na medicina dentária clínica, são necessárias muitas réplicas da dentição e dos tecidos orais de um doente para completar o caso. Se uma impressora 3D de secretária pudesse ser capaz de criar um nível de precisão clínica, introduziria certamente um meio eficiente e económico de criar modelos dentários[125].

Um estudo efectuado por Scherer afirma que é uma afirmação comum dos clínicos que as restaurações fixas, como as coroas, devem encaixar com discrepâncias de adaptação marginal entre 10 e 30 μm - no entanto, os clínicos aceitam uma discrepância maior na prática. Devido a uma série de factores - desde a angulação variável das radiografias tiradas até à nitidez dos instrumentos do médico - Scherer descobriu que a discrepância de adaptação é considerada aceitável entre 50 e 200 μm. Dito isto, o clínico médio consideraria 100 μm como a discrepância máxima aceitável para uma restauração "encaixar".

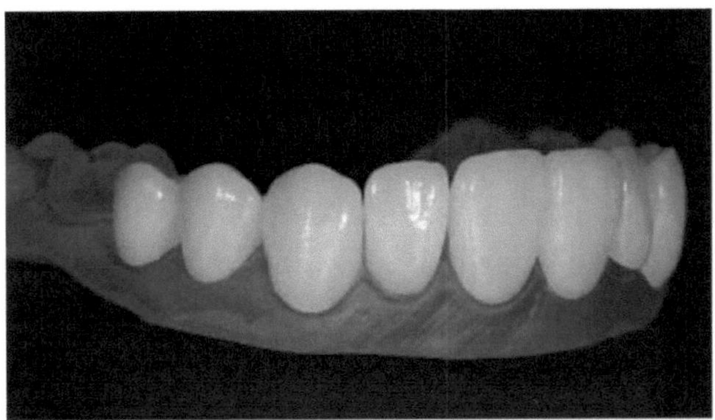

FIGURA 18

Próteses num modelo impresso por estereolitografia, prontas para verificação da adaptação e ajuste laboratorial.

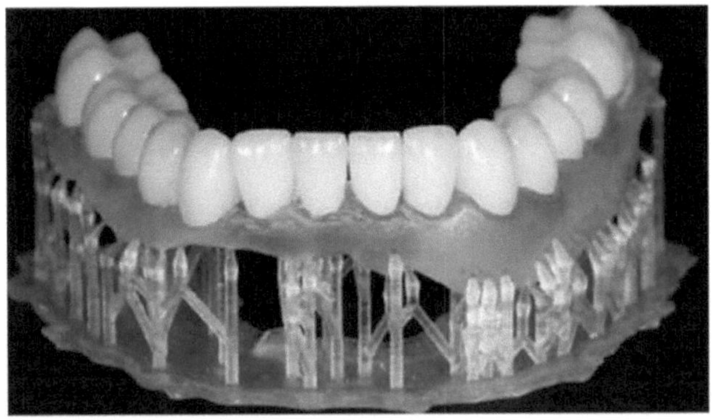

FIGURA 19

Próteses colocadas num modelo impresso por estereolitografia; note-se a precisão das restaurações produzidas com recurso à tecnologia de conceção assistida por computador/fabricação assistida por computador.

A adaptação marginal é um fator chave para definir a precisão de uma restauração. Um espaço marginal demasiado grande pode levar a cáries e à perda prematura da restauração. Scherer continuou a testar a precisão dos modelos dentários fabricados com uma impressora 3D e descobriu que a impressão com uma definição de 50 µm ou 25 µm cria modelos que são considerados aceitáveis pelos padrões clínicos.

Com a definição de 25 µm, obtém-se um nível de precisão mais elevado porque as camadas são mais finas. Isto resulta numa superfície mais suave e mais pormenorizada porque o "efeito de degrau" é reduzido. As descobertas de Scherer são validadas por um estudo de Donovan e Chee,[3] uma vez que, de acordo com a Especificação 19 da Associação Dentária Americana, os materiais de impressão elastoméricos utilizados para fabricar moldes de precisão devem ser capazes de reproduzir detalhes finos de 25 µm ou menos.[126] Se 25 µm é a precisão desejada para impressões, a fim de mostrar claramente os detalhes do caso de um paciente, uma impressora 3D capaz de alcançar esta mesma precisão pode, portanto, ser considerada uma alternativa adequada para a fabricação de aparelhos dentários.

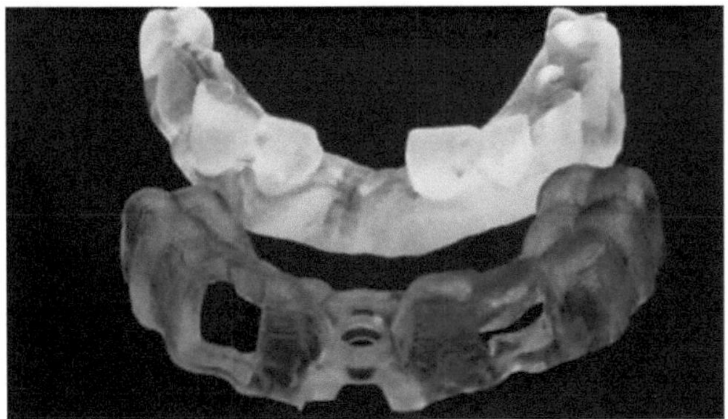

FIGURA 20

Modelo impresso e um guia cirúrgico fresado utilizando equipamento de conceção assistida por computador/fabricação assistida por computador.

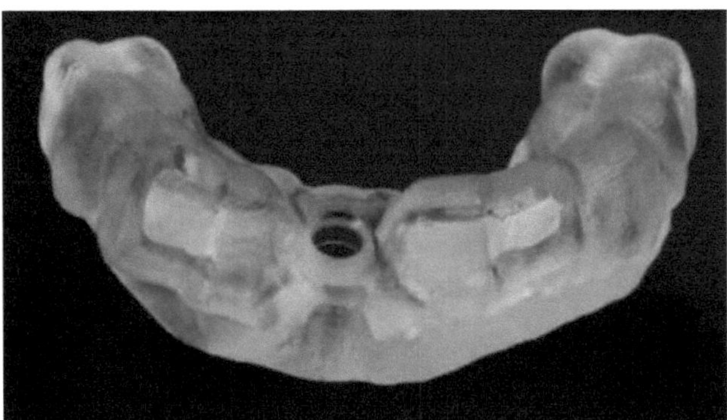

FIGURA 21

O ajuste de uma guia cirúrgica fresada num modelo impresso por estereolitografia está pronto para verificação antes da cirurgia.

Os guias cirúrgicos devem ser produzidos com tolerâncias dimensionais exactas. Um guia cirúrgico pode ser criado utilizando um fluxo de trabalho digital para avaliar se a precisão da impressora 3D cumpre os parâmetros clínicos aceitáveis. Em primeiro lugar, deve ser obtida uma tomografia computadorizada de feixe cónico (CBCT) do doente antes de poder ser examinada utilizando o software de planeamento do tratamento com implantes. Depois de o tratamento ser planeado virtualmente, o ficheiro é convertido para um formato STL (para STereoLithography) e exportado do software de planeamento do tratamento. O ficheiro pode então ser importado para o software de impressão 3D para iniciar o desenho e a produção da guia. No seu estudo, "Digital Implantology with Desktop 3D Printing", Whitley e Bencharit produziram um guia cirúrgico para ser utilizado na cirurgia de implantes. Ao comparar o plano pré-cirúrgico com a colocação real do implante no paciente, os autores puderam avaliar a precisão do guia impresso em 3D. As imagens do plano e da colocação do implante foram sobrepostas uma à outra, revelando uma colocação extremamente precisa e confirmando assim que a qualidade de um guia impresso em 3D é aceitável para a medicina dentária clínica.[127]

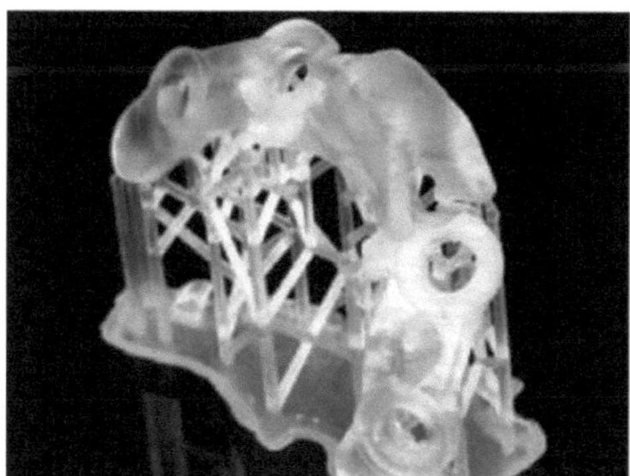

FIGURA 22

Um guia cirúrgico baseado num software de desenho assistido por computador e produzido com uma impressora de estereolitografia tridimensional.

A tecnologia está sempre a melhorar em relação aos modelos anteriores, e isto é certamente verdade para as impressoras **3D.** Quando a precisão da impressão 3D foi testada em 2005 por Di Giacomo et al, os investigadores descobriram que era possível a um médico criar um guia cirúrgico utilizando uma impressora 3D. No entanto, também foi observado que a técnica precisava de ser melhorada para proporcionar uma melhor estabilidade do guia durante a cirurgia. Estas deficiências anteriores foram entretanto ultrapassadas. Por exemplo, foram efectuadas melhorias na precisão da guia impressa em 3D, uma vez que estudos posteriores provaram que os aparelhos dentários impressos em 3D, como as guias de implantes, são adequados para utilização clínica.

CONCLUSÃO

Os modelos estereolíticos têm um papel importante na cirurgia oral e maxilofacial contemporânea. Esta revisão destaca as aplicações da impressão 3D em várias áreas da simulação cirúrgica, incluindo o planeamento pré-operatório, a orientação intra-operatória e a formação do cirurgião. Os modelos impressos em 3D têm sido utilizados para reproduzir um vasto espetro de tecidos, desde estruturas de tecidos duros, como o crânio e os ossos do ouvido, a estruturas de tecidos moles, como ilustrado acima. Podem ser utilizados numa variedade de formas na área cirúrgica. São uma ferramenta útil para avaliar defeitos traumáticos e patológicos que requerem cirurgia e reconstrução complicadas. Podem ser utilizados para o fabrico de próteses da ATM personalizadas e são ferramentas eficazes para facilitar a educação dos doentes e a comunicação entre médicos. Os tipos específicos de modelos 3-D podem ser selecionados em função das indicações clínicas específicas. Na nossa experiência, a utilização de modelos SLA contribuiu significativamente para uma melhor reconstrução da forma e da função, para a diminuição do tempo no bloco operatório devido ao planeamento avançado do tratamento e para a capacidade de realizar procedimentos cirúrgicos mais precisos e exatos. Tendo em conta os recentes avanços no software de impressão 3D e nos materiais dos modelos, esta tecnologia pode ser utilizada para fins de diagnóstico e as aplicações dos modelos impressos em 3D continuarão a expandir-se e a melhorar ainda mais os cuidados de saúde[128].

REFERÊNCIAS

1. [1] "Apparatus for Production of Three-Dimensional Objects by Stereolithography" (Aparelho para a produção de objectos tridimensionais por estereolitografia). (1984). Recuperado de Https://Patents.Google.Com/Patent/US4575330A/En."
2. [1] "The Ultimate Guide to Stereolithography (SLA) 3D Printing | Formlabs. (n.d.). Recuperado em 27 de dezembro de 2018, de Https://Formlabs.Com/Blog/Ultimate-Guide-to- Stereolithography-Sla-3d-Printing/."
3. [1]. ". Chang, E. I., Jenkins, M. P., Patel, S. A., & Topham, N. S. (2016). Resultados Operatórios a Longo Prazo do Planeamento Cirúrgico Virtual Orientado por Tomografia Computorizada Pré-Operatória para Reconstrução Osteocutânea da Mandíbula com Retalho Livre. Cirurgia Plástica e Reconstrutiva, 137(2), 619-623. Https://Doi.Org/10.1097/01.Prs.0000475796.61855.A7."
4. [1] "Shu, D., Liu, X., Guo, B., Ran, W., Liao, X., & Zhang, Y. (2014). Precisão da utilização de modelos de prototipagem rápida assistida por computador para a reconstrução da mandíbula com um enxerto de crista ilíaca. Jornal Mundial de Oncologia Cirúrgica, 12(1), 190. Https://Doi.Org/10.1186/1477-7819-12-190."
5. [1] "Mehra P, Miner J, D'Innocenzo R, Nadershah M. Use of 3-d Stereolithographic Models in Oral and Maxillofacial Surgery. Jornal de Cirurgia Maxilofacial e Oral. 2011;10(1):6-13."
6. [1] "Cornelius, C.-P P., Giessler, G. A., Wilde, F., Metzger, M. C., Mast, G., & Probst, F. A. (2016). Iterações de Reconstrução Mandibular ou Maxilar

Assistida por Computador e Template com Retalhos Livres Contendo a Borda Escapular Lateral - Evolução de um Guia de Corte Plug-on Biplanar. Journal of CranioMaxillofacial Surgery, 44(3), 229-241. Https://Doi.Org/10.1016/j.Jcms.2015.11.005."

7. [1] "Herford, A. S., Miller, M., Lauritano, F., Cervino, G., Signorino, F., & Maiorana, C. (2017). O Uso do Planejamento Cirúrgico Virtual e Navegação no Tratamento do Trauma Orbital. Jornal Chinês de Traumatologia - Edição em Inglês, 20(1), 9-13. Https://Doi.0rg/10.1016/j.Cjtee.2016.11.002."

8. [1] . ". Novelli, G., Tonellini, G., Mazzoleni, F., Bozzetti, A., & Sozzi, D. (2014). Simulação de Cirurgia Virtual na Reconstrução da Parede Orbital: Integração da Navegação Cirúrgica e Modelos Estereolitográficos. Journal of Cranio-Maxillofacial Surgery, 42, 2025-2034. Https://Doi.0rg/10.1016/j.Jcms.2014.09.009."

9. [1] "Wang, T. H., Ma, H., Tseng, C. S., Chou, Y. H., & Cai, K. L. (2016). Usando pontos de referência de navegação livre e placas ósseas pré-fabricadas para cirurgias de modelo de fratura de zigoma. Jornal de Engenharia Médica e Biológica, 36(3), 316-324. Https://Doi.0rg/10.1007/S40846-016-0144-x."

10.1 "Kermer, C., Lindner, A., Friede, I., Wagner, A., Millesi, W., Pistner, H., & Wittenberg, G. (1998). Preoperative Stereolithographic Model Planning for Primary Reconstruction in Craniomaxillofacial Trauma Surgery. Journal of Cranio-Maxillo- Facial Surgery, 26(3), 136-139. Https://Doi.0rg/10.1016/S1010-5182(98)80002-4."

11. [1] "Kermer, C., Rasse, M., Lagogiannis, G., Undt, G., Wagner, A., & Millesi, W. (1998). Estereolitografia a Cores para Planeamento de Cirurgia de Tumores

Maxilofaciais Complexos. Journal of Cranio-Maxillo-Facial Surgery, 26(6), 360-362. Https://Doi.Org/10.1016/S1010-5182(98)80068-1."

12. [1] "Choi, J. Y., Song, K. G., & Baek, S. H. (2009). Cirurgia de modelo virtual e fabrico de pastilhas para cirurgia ortognática. Jornal Internacional de Cirurgia Oral e Maxilofacial, 38(12), 1306-1310. Https://Doi.0rg/10.1016/j.Ijom.2009.06.009."

13. [1] "Chen, X.-Y., Chen, S.-L., Zhang, X., Li, J.-P., & Deng, W. (2011). Precisão da Osteotomia Intraoral Vertical do Ramo com um Modelo Estereolitográfico. Anais de Cirurgia Plástica, 66(1), 88-91. Https://Doi.Org/10.1097/SAP.0b013e3181cdad4e."

14. [1] "Bill JS, Reuther JF, Dittmann W, Kübler N, Meier JL, Pistner H, et al. Stereolithography in Oral and Maxillofacial Operation Planning. Jornal Internacional de Cirurgia Oral e Maxilofacial. 1995;24(1):98-10."

15. [1] "Garcia Y Sanchez Jm, Davila JT, Bell W (1992). Prática Moderna em Cirurgia Ortognática e Reconstrutiva, Volume 3, Capitulo 50, Edição 2."

16. [1]. ". Kragskov, J., Sindet-Pedersen, S., Gyldensted, C., & Jensen, K. L. (1996). A Comparison of Threedimensional Computed Tomography Scans and Stereolithographic Models for Evaluation of Craniofacial Anomalies (Comparação de exames de tomografia computadorizada tridimensional e modelos estereolitográficos para avaliação de anomalias craniofaciais). Jornal de Cirurgia Oral e Maxilofacial, 54(4), 402-412. Https://Doi.Org/10.1016/S0278-2391(96)90109-3."

17.1 "Nikkhah, D., Ponniah, A., Ruff, C., & Dunaway, D. (2013). Planeamento da Reconstrução Cirúrgica na Síndrome de Treacher-Collins Utilizando Simulação

Virtual. Cirurgia Plástica e Reconstrutiva, 132(5), 790e-805e. Https://Doi.Org/10.1097/PRS.0b013e3182a48d33."

18.1 . ". Lill, W., Solar, P., Ulm, C., Watzek, G., Blahout, R., & Matejka, M. (1992). Reprodutibilidade da produção de modelos tridimensionais assistidos por TC na área maxilofacial. The British Journal of Oral & Maxillofacial Surgery, 30(4), 233236. Https://Doi.Org/10.1016/0266-4356(92)90265-K."

19.1 "Lindner A, Rasse M, Wolf HP, Millesi W, Eglmeier R, Friede I (1995) Stereolithographic Skull Reconstruction for Preoperative Planning in Cranio-Maxillofacial Surgery - 4 Years of Clinical Experience. In: Karcher H (Ed) Functional Surgery of the Head and Neck. RM - Druck- Und Verlagsgesellschaft, Graz, p 65."

20.1 . ". Millesi W, Rasse M, Eglmeier R, Schobel G, Lindner A(1995) 3-D Model Planning in Microvascular Bone Reconstruction. In: Karcher H (Ed) Functional Surgery of the Head and Neck. RM - Druck- Und Verlagsgesellschaft, Graz, p 111."

21.1 "Zenha, H., Azevedo, L., Rios, L., Pinto, A., Luz Barroso, M., Cunha, C., & Costa, H. (2011). A Aplicação da Tecnologia de Biomodelação 3-D na Reconstrução Mandibular Complexa - Experiência de 47 Casos Clínicos. Jornal Europeu de Cirurgia Plástica, 34(4), 257-265. Https://Doi.Org/10.1007/S00238-010-0503-8."

22. [1] "Toro, C., Robiony, M., Costa, F., Zerman, N., & Politi, M. (2007). Viabilidade do planeamento pré-operatório utilizando modelos fac-similares anatómicos para a reconstrução mandibular. Head & Face Medicine, 3(1), 5. Https://Doi.Org/10.1186/1746-160X- 3-5."

23. [1] "Avraham, T., Franco, P., Brecht, L. E., Ceradini, D. J., Saadeh, P. B., Hirsch, D. L., & Levine, J. P. (2014). Resultados funcionais da reconstrução virtualmente planejada do retalho de fíbula livre da cirurgia plástica e reconstrutiva da mandíbula, 134 (4), 628e- 634e. Https://Doi.Org/10.1097/PRS.0000000000000513."

24. [1] "Chow, L. K., Cheung, L. K., Sullivan, T., & al., et. (2007). The Usefulness of Stereomodels in Maxillofacial Surgical Management (A utilidade dos estereomodelos na gestão cirúrgica maxilofacial). Jornal de Cirurgia Oral e Maxilofacial, 65(11), 2260-2268. Https://Doi.0rg/10.1016/j.Joms.2006.11.041."

25. [1] "Eppley BL, Sadove AM. Computer-Generated Patient Models for Reconstruction of Cranial and Facial Deformities (Modelos de Pacientes Gerados por Computador para Reconstrução de Deformidades Cranianas e Faciais). Jornal de Cirurgia Craniofacial. 1998;9(6):548-56."

26. [1] "Gerstle TL, Ibrahim AM, Kim PS, Lee BT, Lin SJ. Uma aplicação de cirurgia plástica em evolução: Impressão tridimensional. Cirurgia Plástica e Reconstrutiva. 2014;133(2):446-51."

27.1 .".Chopra K, Gastman BR, Manson PN. Stereolithographic Modeling in Reconstructive Surgery of the Craniofacial Skeleton after Tumor Resection (Modelação Estereolitográfica em Cirurgia Reconstrutiva do Esqueleto Craniofacial após Ressecção de Tumor). Plastic and Reconstructive Surgery. 2012;129(4):743e-5e."

28.1 "Melchels FP, Feijen J, Grijpma DW. A Review on Stereolithography and Its Applications in Biomedical Engineering. Biomaterials. 2010;31(24):6121-30."

29.1 "Yan X, Gu P. Uma revisão das tecnologias e sistemas de prototipagem rápida.

Computer- Aided Design. 1996;28(4):307-18."

30.1 "Choi JW, Kim N. Aplicação Clínica da Tecnologia de Impressão Tridimensional em Cirurgia Plástica Craniofacial. Arquivos de Cirurgia Plástica. 2015;42(3):267-77.", n.d.

31.1 "Dowler C. Automatic Model Building Cuts Design Time, Costs (Construção Automática de Modelos Reduz o Tempo e os Custos do Projeto). Plastics Engineering. 1989;45(4):43-5."

32. [1] "Fisher JP, Dean D, Mikos AG. Photocrosslinking Characteristics and Mechanical Properties of Diethyl Fumarate/Poly (Propylene Fumarate) Biomaterials. Biomaterials. 2002;23(22):4333-43."

33.1 .".Billiet T, Vandenhaute M, Schelfhout J, Van Vlierberghe S, Dubruel P. A Review of Trends and Limitations in Hydrogel-Rapid Prototyping for Tissue Engineering. Biomaterials. 2012;33(26):6020-41."

34.1 "Fullerton JN, Frodsham GC, Day RM. 3D Printing for the Many, Not the Few. Nature Biotechnology. 2014;32(11):1086-7."

35.1 "Mustafa S, Evans P, Bocca A, Patton D, Sugar A, Baxter P. Reconstrução personalizada em titânio de defeitos da parede orbital pós-traumáticos: Uma revisão de 22 casos. Jornal Internacional de Cirurgia Oral e Maxilofacial. 2011;40(12):1357—62."

36.1 "Kozakiewicz M, Elgalal M, Piotr L, Broniarczyk-Loba A, Stefanczyk L. Treatment with Individual Orbital Wall Implants in Humans-I-Year Ophthalmologic Evaluation (Tratamento com implantes individuais de parede orbital em humanos-I-Ano de avaliação oftalmológica). Jornal de Cirurgia Cranio-Maxilo-Facial. 2011;39(1):30-6."

37.1 "Kozakiewicz M, Elgalal M, Loba P, Komunski P, Arkuszewski P, Broniarczyk-Loba A, et al. Aplicação clínica de implantes de titânio pré-dobrados em 3D para fracturas do pavimento orbital. Jornal de Cirurgia Cranio-Maxilo-Facial. 2009;37(4):229-34."

38.1 "Wolff J, Sándor GK, Pyysalo M, Miettinen A, Koivumaki A-V, Kainulainen VT. Reconstrução tardia de deformidades orbitais e naso-orbitais. Clínicas de Cirurgia Oral e Maxilofacial da América do Norte. 2013;25(4):683-95."

39.1 "Tabakovic SZ, Konstantinovic VS, Radosavljevic R, Movrin D, Hadzistevic M, Hatab N. Application of Computer-Aided Designing and Rapid Prototyping Technologies in Reconstruction of Blowout Fractures of the Orbital Floor [Aplicação de Tecnologias de Desenho Assistido por Computador e de Prototipagem Rápida na Reconstrução de Fracturas do Pavimento Orbital]. Jornal de Cirurgia Craniofacial. 2015;26(5):1558-63."

40.1 "Metzger MC, Hohlweg-Majert B, Schwarz U, Teschner M, Hammer B, Schmelzeisen R. Manufacturing Splints for Orthognathic Surgery Using a Three-Dimensional Printer. Oral Surgery, Oral Medicine, Oral Pathology, Oral Radiology, and Endodontology. 2008;105(2):E1-7."

41. [1] "Wu G, Zhou B, Bi Y, Zhao Y. Tecnologia de Sinterização Selectiva a Laser para o Fabrico Personalizado de Próteses Faciais. O Jornal de Dentisteria Protética. 2008;100(1):56- 60."

42. [1] "Ciocca L, De Crescenzio F, Fantini M, Scotti R. Reabilitação do nariz utilizando CAD/CAM e tecnologia de prototipagem rápida após cirurgia ablativa de carcinoma de células escamosas: um relatório clínico piloto. Jornal Internacional de Implantes Orais e Maxilofaciais. 2009;25(4):808-12."

43. [1] "Sykes LM, Parrott AM, Owen CP, Snaddon DR. Aplicações da tecnologia de prototipagem rápida na prótese maxilofacial. O Jornal Internacional de Prótese Dentária. 2003;17(4):454-9."

44. i "Ciocca L, De Crescenzio F, Fantini M, Scotti R. Reabilitação do nariz utilizando CAD/CAM e tecnologia de prototipagem rápida após cirurgia ablativa de carcinoma de células escamosas: um relatório clínico piloto. Jornal Internacional de Implantes Orais e Maxilofaciais. 2009;25(4):808-12."

45. [1] "Ohtani T, Kusumoto N, Wakabayashi K, Yamada S, Nakamura T, Kumazawa Y, et al. Application of Haptic Device to Implant Dentistry-Accuracy Verification of Drilling into a Pig Bone. Dental Materials Journal. 2009;28(1):75-81."

46.1 "Almquist TA, Smalley DR. Estereolitografia térmica. Google Patents; 1996".

47.1 "Salmi M, Paloheimo K-S, Tuomi J, Wolff J, Makitie A. Accuracy of Medical Models Made by Additive Manufacturing (Rapid Manufacturing). Journal of Cranio- Maxillofacial Surgery. 2013;41(7):603-9."

48.1 "Silva DN, De Oliveira MG, Meurer E, Meurer MI, Da Silva JVL, Santa-Bárbara A. Erro Dimensional na Sinterização Seletiva a Laser e Impressão 3D de Modelos para Reconstrução da Anatomia Craniomaxilar. Journal of Cranio-Maxillofacial Surgery. 2008;36(8):443-9."

49.1 . ". Lethaus B, Poort L, Bockmann R, Smeets R, Tolba R, Kessler P. Additive Manufacturing for Microvascular Reconstruction of the Mandible in 20 Patients. Jornal de Cirurgia Cranio-Maxilo-Facial. 2012;40(1):43-6."

50.1 . ". Klimek L, Klein H, Schneider W, Mosges R, Schmelzer B, Voy E. Stereolithographic Modelling for Reconstructive Head Surgery. Ata Oto-Rhino-

Laryngologica Belgica. 1992;47(3):329-34."

51.1 . ". Swaelens B, Kruth J-P, Editores. Medical Applications of Rapid Prototyping Techniques (Aplicações médicas das técnicas de prototipagem rápida). Actas da 2ª Conferência Europeia sobre Prototipagem Rápida; 1993".

52.1 "Arvier J, Barker T, Yau Y, D'Urso P, Atkinson R, McDermant G. Maxillofacial Biomodelling. British Journal of Oral and Maxillofacial Surgery. 1994;32(5):276- 83."

53.1 . ". Shqaidef A, Ayoub AF, Khambay BS. Qual a exatidão dos wafers cirúrgicos ortognáticos finais prototipados rapidamente (RP)? Um estudo piloto. Jornal Britânico de Cirurgia Oral e Maxilofacial. 2014;52(7):609-14."

54.1 "Poukens J, Haex J, Riediger D. A utilização da prototipagem rápida no planeamento pré-operatório da osteogénese de distração do esqueleto crânio-maxilo-facial . Cirurgia Assistida por Computador. 2003;8(3):146-54."

55.1 "Dittmann W, Bill J, Wittenberg G, Reuther J, Roosen K. Stereolithography as a New Method of Reconstructive Surgical Planning in Complex Osseous Defects of the Cranial Base. Nota técnica. Centro de Neurocirurgia. 1994;55(4):209."

56.1 "Bill JS, Reuther JF, Dittmann W, Kübler N, Meier JL, Pistner H, et al. Stereolithography in Oral and Maxillofacial Operation Planning. Jornal Internacional de Cirurgia Oral e Maxilofacial. 1995;24(1):98-10."

57.1 "Cunningham L, Madsen M, Peterson G. Tecnologia de modelação estereolitográfica aplicada à ressecção de tumores. J Oral Maxillofac Surg. 2005;63:873-878. Doi: 10.1016/j.Joms.2005.02.027. [PubMed] [CrossRef] [Google Scholar]."

58.1 "Chow L, Cheung L. The Usefulness of Stereomodels in Maxillofacial Surgical

Management (A utilidade dos estereomodelos no tratamento cirúrgico maxilofacial). J Oral Maxillofac Surg. 2007;65:2260-2268. Doi: 10.1016/j.Joms.2006.11.041. [PubMed] [CrossRef] [Google Scholar]."

59.1 "Wong T, Fang J, Chung C, Huang J, Lee J. Comparação de 2 métodos de fabrico de modelos cirúrgicos para correção da assimetria facial. J Oral Maxillofac Surg. 2005;63:200-208. Doi: 10.1016/j.Joms.2003.12.046. [PubMed] [CrossRef] [Google Scholar]."

60.1 . ". Mazzoli A, Germani M, Moriconi G. Aplicação de Técnicas de Digitalização Ótica para Avaliar a Precisão da Forma de Modelos Anatómicos Derivados de Dados de Tomografia Computorizada. J Oral Maxillofac Surg. 2007;65:1410-1418. Doi: 10.1016/j.Joms.2005.11.083. [PubMed] [CrossRef] [Google Scholar."

61.1 "Schicho K, Figl M, Seemann R, Ewers R, Lambrecht JT, Wagner A, Watzinger F, Baumann A, Kainberger F, Fruehwald J, Klug C. Precisão do Planeamento de Tratamento Baseado em Estereolitografia em Cirurgia Assistida por Computador. Med Phys. 2006;33(9):3408-3417. Doi: 10.1118/1.2242014. [PubMed] [CrossRef] [Google Scholar]."

62. [1] "Fruhwald J, Schicho KA, Figl M, Benesch T, Watzinger F, Kainberger F. Precisão das medições craniofaciais: Tomografia Computorizada e Tomografia Computorizada Tridimensional Comparada com Modelos Estereolitográficos. J Craniofac Surg. 2008;19(1):22-26. [PubMed] [Google Scholar]."

63. [1] "Barker TM, Earwaker WJS, Lisle DA. Accuracy of Stereolithographic Models for Human Anatomy (Precisão de modelos estereolitográficos para anatomia humana). Australas Radiol. 1994;38:106. Doi: 10.1111/j.1440-

1673.1994.Tb00146.x. [PubMed] [CrossRef] [Google Scholar]."

64. [1] "Choi JY, Choi JH, Kim NK, et al. Analysis of Errors in Medical Rapid Prototyping Models. Int J Oral Maxillofac Surg. 2002;31:23. Doi: 10.1054/Ijom.2000.0135. [PubMed] [CrossRef] [Google Scholar]."

65. [1] "Chan HH, Siewerdsen JH, Vescan A, Daly MJ, Prisman E, Irish JC. 3D Rapid Prototyping for Otolaryngology-Head and Neck Surgery: Applications in ImageGuidance, Surgical Simulation and Patient-Specific Modeling". PLoS One. 2015;10(9):E0136370."

66. [1] "Mendez BM, Chiodo MV, Patel PA. Impressão tridimensional personalizada 'In-Office' para planeamento cirúrgico virtual em cirurgia craniofacial. Jornal de Cirurgia Craniofacial. 2015;26(5):1584-6."

67. [1] "Cunningham LL, Madsen MJ, Peterson G. Tecnologia de Modelação Estereolitográfica Aplicada à Ressecção de Tumores. Journal of Oral and Maxillofacial Surgery. 2005;63(6):873-8."

68. [1] "AlAli AB, Griffin MF, Butler PE. Aplicações cirúrgicas de impressão tridimensional. Eplasty. 2015;15."

69. [1] "Hull CW. Aparelho para produção de objectos tridimensionais por estereolitografia. Google Patents; 1986".

70. [1] "Dawood A, Marti BM, Sauret-Jackson V, Darwood A. 3D Printing in Dentistry. British Dental Journal. 2015;219(11):521-9."

71. [1] "Brix F, Hebbinghaus D, Meyer W. Verfahren Und Vorrichtung Für Den Modellbau Im Rahmen Der Orthopadischen Und Traumatologischen Operationsplanung. Rontgenpraxis. 1985;38:290-2."

72. [1] "Sinn DP, Cillo Jr JE, Miles BA. Stereolithography for Craniofacial Surgery"

(Estereolitografia para Cirurgia Craniofacial). Jornal de Cirurgia Craniofacial. 2006;17(5):869-75."

73. [1] "Mankovich NJ, Cheeseman AM, Stoker NG. The Display of Three-Dimensional Anatomy with Stereolithographic Models. Journal of Digital Imaging. 1990;3(3):200- 3."

74. [1] "Suomalainen A, Stoor P, Mesimaki K, Kontio RK. Modelação de Prototipagem Rápida em Cirurgia Oral e Maxilofacial: Um estudo retrospetivo de dois anos. Jornal de Medicina Dentária Clínica e Experimental. 2015;7(5):E605."

75. [1] "Barker T, Earwaker W, Lisle D. Accuracy of Stereolithographic Models of Human Anatomy. Australasian Radiology. 1994;38(2):106-11."

76. [1] "Fruhwald J, Schicho KA, Figl M, Benesch T, Watzinger F, Kainberger F. Precisão das medições craniofaciais: Tomografia Computorizada e Tomografia Computorizada Tridimensional Comparada com Modelos Estereolitográficos. J Craniofac Surg. 2008;19(1):22-26. [PubMed] [Google Scholar]."

77. [1] . ". Mazzoli A, Germani M, Moriconi G. Aplicação de Técnicas de Digitalização Ótica para Avaliar a Precisão da Forma de Modelos Anatómicos Derivados de Dados de Tomografia Computorizada. J Oral Maxillofac Surg. 2007;65:1410-1418. Doi: 10.1016/j.Joms.2005.11.083. [PubMed] [CrossRef] [Google Scholar."

78. [1] "Mehra P, Miner J, D'Innocenzo R, Nadershah M. Use of 3-d Stereolithographic Models in Oral and Maxillofacial Surgery. Jornal de Cirurgia Maxilofacial e Oral. 2011;10(1):6-13."

79. [1] .".Cohen A, Laviv A, Berman P, Nashef R, Abu-Tair J. Mandibular

Reconstruction Using Stereolithographic 3-Dimensional Printing Modeling Technology. Oral Surgery, Oral Medicine, Oral Pathology, Oral Radiology, and Endodontology. 2009;108(5):661-6."

80. [1] "Mazzoni S, Marchetti C, Sgarzani R, Cipriani R, Scotti R, Ciocca L. Prosthetically Guided Maxillofacial Surgery: Avaliação da precisão de um guia cirúrgico e de uma placa óssea personalizada em doentes oncológicos após reconstrução mandibular. Cirurgia Plástica e Reconstrutiva. 2013;131(6):1376-85."

81.1 "Eppley BL, Sadove AM. Computer-Generated Patient Models for Reconstruction of Cranial and Facial Deformities (Modelos de Pacientes Gerados por Computador para Reconstrução de Deformidades Cranianas e Faciais). Jornal de Cirurgia Craniofacial. 1998;9(6):548-56."

82.1 "Gerstle TL, Ibrahim AM, Kim PS, Lee BT, Lin SJ. Uma aplicação de cirurgia plástica em evolução: Impressão tridimensional. Cirurgia Plástica e Reconstrutiva. 2014;133(2):446-51."

83.1 .".Chopra K, Gastman BR, Manson PN. Stereolithographic Modeling in Reconstructive Surgery of the Craniofacial Skeleton after Tumor Resection (Modelação Estereolitográfica em Cirurgia Reconstrutiva do Esqueleto Craniofacial após Ressecção de Tumor). Plastic and Reconstructive Surgery. 2012;129(4):743e-5e."

85.1 "Melchels FP, Feijen J, Grijpma DW. A Review on Stereolithography and Its Applications in Biomedical Engineering. Biomaterials. 2010;31(24):6121-30." "Yan X, Gu P. A Review of Rapid Prototyping Technologies and Systems (Uma revisão das tecnologias e sistemas de prototipagem rápida). Computer- Aided

Design. 1996;28(4):307-18."

86.1 "Choi JW, Kim N. Aplicação Clínica da Tecnologia de Impressão Tridimensional em Cirurgia Plástica Craniofacial. Arquivos de Cirurgia Plástica. 2015;42(3):267-77.", n.d.

87. [1] "Dowler C. Automatic Model Building Cuts Design Time, Costs. Plastics Engineering. 1989;45(4):43-5."

88. [1] "Fisher JP, Dean D, Mikos AG. Caraterísticas de fotocrosslinking e propriedades mecânicas de biomateriais de fumarato de dietilo/poli (fumarato de propileno). Biomaterials. 2002;23(22):4333-43."

89. [1] .".Billiet T, Vandenhaute M, Schelfhout J, Van Vlierberghe S, Dubruel P. A Review of Trends and Limitations in Hydrogel-Rapid Prototyping for Tissue Engineering. Biomaterials. 2012;33(26):6020-41."

90. [1] "Rozen WM, Ting JW, Leung M, Wu T, Ying D, Leong J. Advancing Image-Guided Surgery in Microvascular Mandibular Reconstruction: Combinação de imagens ósseas e vasculares com modelação óssea estereolitográfica guiada por tomografia computorizada. Cirurgia Plástica e Reconstrutiva. 2012;130(1):227e-9e."

91. [1] "Rozen WM, Ting JW, Baillieu C, Leong J. Stereolithographic Modeling of the Deep Circumflex Iliac Artery and Its Vascular Branching: A Further Advance in Computed Tomography-Guided Flap Planning. Plastic and Reconstructive Surgery (Cirurgia Plástica e Reconstrutiva). 2012;130(2):380e-2e."

92. [1] "Hannen E. Recriando o Contorno Original em Mandíbulas Deformadas por Tumores para Adaptação de Placas. Jornal Internacional de Cirurgia Oral e Maxilofacial. 2006;35(2):183-5."

93. [1].".Ono I, Gunji H, Suda K, Kaneko F. Método de preparação de um modelo de tamanho exato utilizando a tomografia computorizada helicoidal de varrimento de volume. Plastic and Reconstructive Surgery. 1994;93(7):1363."

94.1 "Chang PS-H, Parker TH, Patrick CW, Miller MJ. The Accuracy of Stereolithography in Planning Craniofacial Bone Replacement (A Precisão da Estereolitografia no Planeamento da Substituição Óssea Craniofacial). Jornal de Cirurgia Craniofacial. 2003;14(2):164-70."

95.1 "Choi JY, Choi JH, Kim NK, et al. Análise de erros em modelos médicos de prototipagem rápida. Int J Oral Maxillofac Surg. 2002;31:23. Doi: 10.1054/Ijom.2000.0135. [PubMed] [CrossRef] [Google Scholar]."

96.1 "Chia HN, Wu BM. Recent Advances in 3D Printing of Biomaterials" (Avanços recentes na impressão 3D de biomateriais). Jornal de Engenharia Biológica. 2015;9(1):4."

97.1 "Herlin C, Koppe M, Béziat J-L, Gleizal A. Prototipagem Rápida em Cirurgia Craniofacial: Utilização de um guia de posicionamento após osteotomia zigomática - um relato de caso. Jornal de Cirurgia Cranio-Maxilo-Facial. 2011;39(5):376-9."

98.1 "Zhang X, Jiang X, Sun C. Micro-Stereolithography of Polymeric and Ceramic Microstructures. Sensores e Actuadores A: Físicos. 1999;77(2):149-56."

99.1 "Krishnan S, Dawood A, Richards R, Henckel J, Hart A. A Review of Rapid Prototyped Surgical Guides for Patient-Specific Total Knee Replacement (Revisão de Guias Cirúrgicos de Prototipagem Rápida para Substituição Total do Joelho Específica do Paciente). Journal of Bone & Joint Surgery, Volume Britânico. 2012;94(11):1457-61."

100. [1] .".Fortin T, Champleboux G, Lormée J, Coudert JL. Colocação precisa de implantes dentários no osso utilizando guias cirúrgicos em conjunto com técnicas de imagiologia médica . Jornal de Implantologia Oral. 2000;26(4):300-3."

101.1 "Flügge TV, Nelson K, Schmelzeisen R, Metzger MC. Plotagem tridimensional e impressão de um guia de perfuração de implantes: Simplificação da cirurgia guiada de implantes. Jornal de Cirurgia Oral e Maxilofacial. 2013;71(8):1340-6."

102.1 "Dikovsky D, Napadensky E. Processo de impressão tridimensional para a produção de uma estrutura temporária autodestrutível. Google Patents; 2013."

103.1 "Ohtani T, Kusumoto N, Wakabayashi K, Yamada S, Nakamura T, Kumazawa Y, et al. Aplicação do Dispositivo Haptic à Implantologia - Verificação da Precisão da Perfuração num Osso de Porco. Dental Materials Journal. 2009;28(1):75-81."

104.1 "Almquist TA, Smalley DR. Estereolitografia térmica. Google Patents; 1996".

105.1 "Salmi M, Paloheimo K-S, Tuomi J, Wolff J, Makitie A. Accuracy of Medical Models Made by Additive Manufacturing (Rapid Manufacturing). Journal of Cranio- Maxillofacial Surgery. 2013;41(7):603-9."

106.1 "Silva DN, De Oliveira MG, Meurer E, Meurer MI, Da Silva JVL, SantaBárbara A. Erro Dimensional na Sinterização Seletiva a Laser e Impressão 3D de Modelos para Reconstrução da Anatomia Craniomaxilar. Journal of Cranio-Maxillofacial Surgery. 2008;36(8):443-9."

107.1 . ". Lethaus B, Poort L, Bockmann R, Smeets R, Tolba R, Kessler P. Additive Manufacturing for Microvascular Reconstruction of the Mandible in 20 Patients.

Jornal de Cirurgia Cranio-Maxilo-Facial. 2012;40(1):43-6."

108.1 . ". Klimek L, Klein H, Schneider W, Mösges R, Schmelzer B, Voy E. Stereolithographic Modelling for Reconstructive Head Surgery. Ata Oto-Rhino-Laryngologica Belgica. 1992;47(3):329-34."

109.1 . ". Swaelens B, Kruth J-P, Editores. Medical Applications of Rapid Prototyping Techniques (Aplicações médicas das técnicas de prototipagem rápida). Actas da 2ª Conferência Europeia sobre Prototipagem Rápida; 1993".

110.1 "Arvier J, Barker T, Yau Y, D'Urso P, Atkinson R, McDermant G. Maxillofacial Biomodelling. British Journal of Oral and Maxillofacial Surgery. 1994;32(5):276- 83."

111.1 . ". Shqaidef A, Ayoub AF, Khambay BS. Qual a exatidão dos wafers cirúrgicos ortognáticos finais prototipados rapidamente (RP)? Um estudo piloto. Jornal Britânico de Cirurgia Oral e Maxilofacial. 2014;52(7):609-14."

112.1 "K. J. Jang, J. H. Kang, J. G. Fisher e S. W. Park, 'Effect of the Volume Fraction of Zirconia Suspensions on the Microstructure and Physical Properties of Products Produced by Additive Manufacturing,' Dental Materials, Vol. 35, No. 5, Pp. E97-E106, 2019. Ver em: Site do editor | Google Scholar."

113.1 "Ottemer e J. S. Colton, 'Effects of Aging on Epoxy-Based Rapid Tooling Materials,' Rapid Prototyping Journal, Vol. 8, No. 4, Pp. 215-223, 2002. Ver em: Site do editor | Google Scholar".

114. [1] "G. Gagg, E. Ghassemieh, and F. E. Wiria, 'Effects of Sintering Temperature on Morphology and Mechanical Characteristics of 3D Printed Porous Titanium Used as Dental Implant,' Materials Science & Engineering. C, Materials for Biological Applications, Vol. 33, No. 7, Pp. 3858-3864, 2013. Ver em: Site do

editor | Google Scholar."

115.1 .".S. Mansour, M. Gilbert, and R. Hague, 'A Study of the Impact of Short-Term Ageing on the Mechanical Properties of a Stereolithography Resin,' Materials Science and Engineering: A, Vol. 447, No. 1-2, Pp. 277-284, 2007. Ver em: Site do editor | Google Scholar".

116. [1] .".X. Yang Liu e J. Jiang, 'Environmental Effects on the Dimensions of SL5195 Resin,' Rapid Prototyping Journal, Vol. 9, No. 2, Pp. 88-94, 2003. Ver em: Site do editor | Google Scholar."

117. [1] "A. Di Fiore, G. Savio, E. Stellini, P. Vigolo, C. Monaco, and R. Meneghello, 'Influence of Ceramic Firing on Marginal Gap Accuracy and Metal-Ceramic Bond Strength of 3D-Printed Co-Cr Frameworks,' The Journal of Prosthetic Dentistry, Vol. 124, No. 1, Pp. 75-80, 2020."

118. [1] .".Y Ide, S. Nayar, H. Logan, B. Gallagher, and J. Wolfaardt, 'The Effect of the Angle of Acuteness of Additive Manufactured Models and the Diretion of Printing on the Dimensional Fidelity: Clinical Implications,' Odontology, Vol. 105, No. 1, Pp. 108-115, 2017. Ver em: Site da Editora | Google Scholar."

119.1 .".G. Török, P. Gombocz, E. Bognár et al., 'Efeitos da desinfeção e esterilização nas alterações dimensionais e propriedades mecânicas de guias cirúrgicos impressos em 3D para terapia com implantes - Estudo piloto,' BMC Oral Health, Vol. 20, No. 1, p. 19, 2020. Ver em: Google Scholar."

120.1 "Bártolo PB. Processos Reolitográficos Ste. In: Bártolo PB, Ed. Estereolitografia: Materials, Processes and Applications. New York, NY: Springer Science+Business Media, LLC; 2011:1-35."

121.1 "Scherer MD. Produção de modelos dentários digitais com impressão 3D de alta precisão. White Paper da Formlabs. Somerville, MA: Formlabs Inc; 2017:1-17."

122.1 "Donovan TE, Chee WL. Uma revisão dos materiais e técnicas de impressão contemporâneos. Dent Clin North Am. 2004;48;2:445-470."

123.1 "Whitley D, Bencharit S. Implantologia digital com impressão 3D de secretária. Livro branco da Formlabs. Somerville, MA: Formlabs Inc; 2015:1-15."

124 "Di Giacomo GA, Cury PR, de Araujo NS, Sendyk WR, Sendyk CL. Aplicação Clínica de Guias Cirúrgicos Estereolitográficos para Colocação de Implantes: Resultados Preliminares. J Periodontol. 2005;76:503-507."

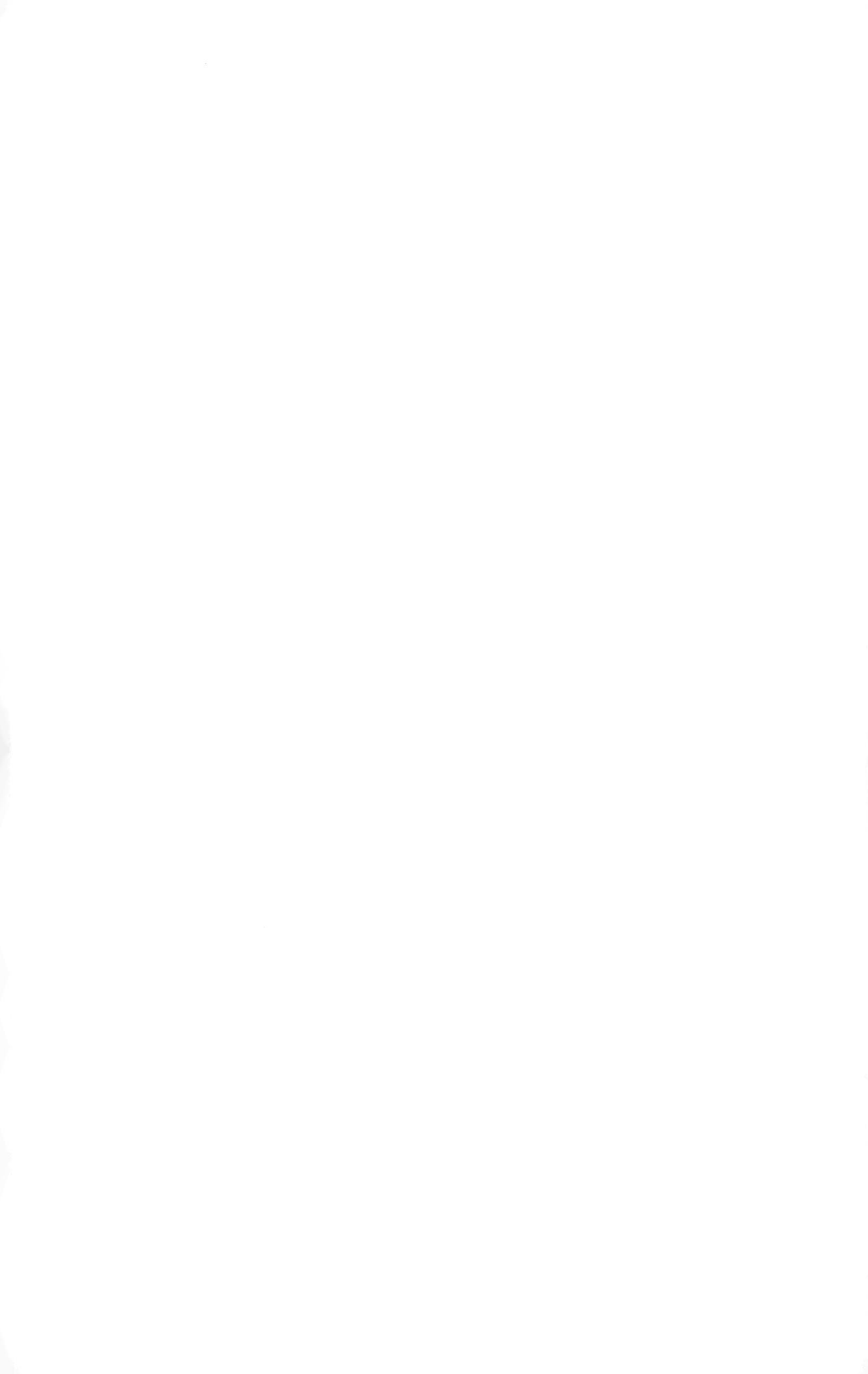

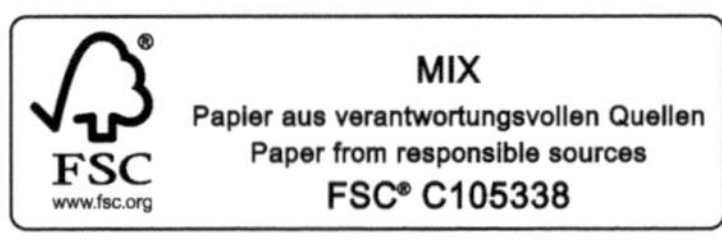

Printed by Books on Demand GmbH, Norderstedt / Germany